Satir Step by Step:
A Guide to Creating
Change in Families

萨提亚
治疗实录

[美] 维吉尼亚·萨提亚　米凯莱·鲍德温 著　　章晓云 聂晶 译　易春丽 审订

世界图书出版公司

北京·广州·上海·西安

图书在版编目（CIP）数据

萨提亚治疗实录 / （美）萨提亚（Satir, V.）著；章晓云，聂晶译. —北京：世界图书出版公司北京公司，(2017.1 重印)
ISBN 978-7-5062-8434-9

Ⅰ.萨… Ⅱ.①萨… ②章… ③聂… Ⅲ.心理学—家庭治疗 Ⅳ. C913. 11-49

中国版本图书馆CIP数据核字（2006）第074802号

Virginia Satir & Michele Baldwin
Satir Step by Step: A Guide to Creating Change in Families
©1983 by Science and Behavior Books, Inc.

Simplified Chinese edition published by BEIJING WORLD PUBLISHING CORPORATION
Copyright©2005.

Simplified Chinese edition is manufactured in the People's Republic of China, and is authorized for sale and distribution in the People's Republic of China exclusively （except Taiwan, Hong Kong SAR and Macau SAR）.

仅限于中华人民共和国境内（不包括中国香港、澳门特别行政区和中国台湾地区）销售发行。

萨提亚治疗实录

作　　者：	[美] 维吉尼亚·萨提亚　米凯莱·鲍德温
译　　者：	章晓云　聂晶
策划编辑：	李征
责任编辑：	于彬
封面插图：	徐寅虎
装帧设计：	刘岩

出　　版：	世界图书出版公司北京公司
发　　行：	世界图书出版公司北京公司
	（地址：北京朝内大街 137 号 邮编：100010 电话：64077922）
销　　售：	各地新华书店
印　　刷：	三河市国英印务有限公司

开　　本：	787 × 1092　1/16
印　　张：	13.5
字　　数：	170 千
版　　次：	2006 年 8 月第 1 版　2017 年 1 月第 15 次印刷
版权登记：	图字 01-2005-6338

ISBN 978-7-5062-8434-9/R · 135　　　　　　　　　　　定价：29.00 元

推荐序

1988年，我第一次到美国学习萨提亚家庭治疗，一边学习一边哭，一直哭了很多天。好像生命中所有的感动都在那些日子里倾泻而出。随后，我每年都不止一次地去美国、加拿大学习访问，同时在香港从事萨提亚模式的治疗与培训工作，至今已有十八年了。在我从事萨提亚模式治疗与培训工作的十八年中，收到了数以百计的家庭与学员的反馈与分享，从他们中间，我看到了生命和家庭系统的转变，看到了向着更良好、更积极、更高自我价值的状态发展，看到了一张张充满幸福、自信的笑脸，那就是萨提亚的魅力！

中国社会历来重视家庭建设，《大学》中的"修身、齐家、治国、平天下"所强调的就是首先做到个人心智成长和家庭和谐，而后才有力量治理国家，以至矗立于世界之巅。也许是因为人性最本质的东西总是相通的，所以萨提亚理论虽诞生于西方，却极其适用于中国的家庭。

萨提亚生前每年都到台湾、香港讲学和举办工作坊，在她去世后，她的亲密战友，也是著作的合作者**Maria Gomori**博士和**John Banmen**博士，继续到亚洲国家和地区进行专业培训，推动萨提亚模式的发展。2004年，两位大师接受我的邀请开始到中国大陆讲学，把萨提亚理念带到中国心理界和中国家庭。

出版萨提亚的《新家庭如何塑造人》、《萨提亚治疗模式》和《萨提亚治疗实录》大陆版，是我多年的心愿。几经周折，这三本经典著作终于与大陆读者见面了。希望每一位阅读本书的朋友，都能静下心来，跟随萨提亚的引导，理清自己的生命脉络，觉察自己的内在生活状态，寻找出更丰富的内在资源，让我们的生命更加完整，让我们的家庭更幸福圆融。

在此，我要感谢世界图书出版公司的李征小姐为本书的出版所做的努力；感谢北京大学易春丽老师辛勤的翻译工作；感谢北京萨提亚中心和广州萨提亚中心为萨提亚治疗模式的推广所做的贡献；感谢北京师范大学和首都师范大学在萨提亚专业发展中给予的合作；感谢广东电视台的萨提亚心理访谈节目；感谢我的家人多年来给我的支持，是他们的理解和配合，让我有更多的精力投身于萨提亚模式的推广和应用。衷心感谢大家！

蔡敏莉

中国国际萨提亚学院

著名萨提亚治疗模式导师

2006年4月于香港

译者序

维吉尼亚·萨提亚女士（Virginia Satir）（1916—1988）是国际知名的家庭治疗大师。她的治疗理念是相信人可以持续成长、改变，以及可以开拓对生活的新信念，治疗的目标是改善家庭沟通及关系。她毕生致力于家庭治疗、教育和写作，曾被誉为"家庭治疗之母"。

米凯莱·鲍德温女士（Michele Baldwin）出生于法国巴黎。1956年以交流学者身份第一次来到美国。在华盛顿大学（University of Washington）获得人类学学士学位，后来分别于1966年和1976年在西盟社会工作学院（from the Simmons College of Social Work）取得硕士学位，在联合研究院（Union Graduate School）获得博士学位。 1969年，她第一次遇到维吉尼亚·萨提亚女士，从此便与维吉尼亚一起学习和工作。米凯莱是一个经验丰富的心理治疗师，曾经和维吉尼亚共同撰写了两部著作，一部是1987年出版、1999年第二版的《治疗中自我的使用》（The Use of Self in Therapy），另外一部就是本书。

本书第一部分（实践部分）主要记录了维吉尼亚对一个家庭进行的访谈与干预。同时，加入了维吉尼亚和米凯莱对于每步治疗的解释和评论。对于心理治疗领域的初学者来说，就像进入一个跟门诊的情境一样，大师在进行亲身示范，同时解释自己所做每一步的动机和结果。因此，该部分对于新手的学习来说，非常生动实用。有经验的心理治疗师或者家庭治疗师可以从第一部分中细致地了解维吉尼亚的治疗风格与艺术，借鉴到自己的治疗实践当中。本书第二部分是萨提亚治疗方法的理论部分。介绍了这种方法的核心信念与概念框架、治疗目标、评估与干预的重点。还详细阐述了萨提亚的治疗模式。在第一部分的基础上，该部分使得我们对她的治疗方法的理解提升到一个理论的高度。

自从进入心理治疗领域以来，一直对家庭治疗情有独钟。记得最初接触家庭治疗是在我们临床心理实验室的一次案例讨论会上，我的师姐易春丽博ュ报告了一个她用家庭治疗方法做的案例。当时，感到家庭治疗方法是如此的独到和有效，简直就是一门艺术。那种震撼的感受至今记忆犹新。讨论会后跟师姐的门诊，学习家庭治疗。从此，对家庭治疗方法有了直接和具体的了解。后来有机会也用家庭治疗方法做了几个案例，更有了切身的体会。目前，仍然希望自己能够在其故乡找到进一步学习和探索家庭治疗的机会。

非常荣幸能够翻译该领域中这么重要的一本著作。它加深了我对萨提亚式治疗方法的认识和理解，希望同行们也能从中获益。时间仓促，翻译本中可能疏漏很多，希望读者多多指正。

感谢北京大学心理系易春丽老师组织翻译这套丛书，希望这套丛书可以让心理治疗界的同行们更多地了解家庭心理治疗领域；感谢我的导师钱铭怡教授，带领临床心理实验室这一集体孜孜不倦地在临床心理治疗实践和研究领域中探索；感谢临床心理实验室的师兄弟姐妹们，包括钟杰、黄峥、张黎黎、聂晶、邓晶，以及已经毕业离开的刘鑫、刘兴华、叶冬梅、张怡玲、王慈欣。与他们的讨论和互动，是加深我对心理治疗理论和实践理解的源泉之一。

章晓云

2006年6月末

于美国

维吉尼亚·萨提亚的序

1964年，应国家精神卫生研究所（the National Institute of Mental Health）的迫切要求，我的第一本书《联合家庭治疗》（Conjoint Family Therapy）出版了。我在加利福尼亚Palo Alto心理研究学院（the Mental Research Institute in Palo Alto, California）发展和教授家庭治疗培训项目，这个项目的最后五年由国家精神卫生研究所资助。很明显，国家精神卫生研究所这一要求意味着我所做的事情具有重要性，有必要出版成书。

我在那时所做的事情都是全新的，甚至也许是异想天开的。当《联合》（Conjoint）出版时，我已经有了十三年的家庭治疗私人实践经验，其中最初的七年是在芝加哥度过的。应芝加哥州立医院（Chicago State Hospital）院长Kalman Gyarfas博士的邀请，在伊利诺州州立精神科住院医生实习项目中，我花了三年时间指导其中的家庭治疗培训。Gyarfas博士致力于引入家庭的框架，用以深化住院医生们对与病人相关的家庭的评价。我与Harold博士一起做了这项工作。

从我开始治疗家庭，三十多年里发生了很多的事情。那时我所做的很多事情，在当时看来都是最新的，在今天看来都是平常的。参与这些先锋性工作的其他人有Nathan Ackerman，Murray Bowen和Don Jackson。

在早些年，对待精神病人的唯一方法就是通过医学模式治疗。这种模式只考虑病人个体。我认为该方法不是很奏效。我有一个直觉，存在其他治疗病人的方法。因此我开始寻找这些方法。

我涉足和了解心理学、精神病学和社工的概念和方法，但是在我研究人们怎样改变时，这些模式对我帮助甚微。由于不存在其他框架或模式来提供任何其他方法，因此我只有让我的直觉来指引我。到底什么是适合的？这种感觉指引着我去进行实验。只有在我能够总结我所做的事情之后，才知道什么是适合的。这条原则一直适用于我。我的直觉总是先于我的理论。

然而，我有好奇心并需要去弄清楚我所做的事情，这种好奇和需要促使我发展和表达我的方法的基本原理。我发现求助于一些学科具有很大帮助，这些学科是生物学、语言学、神学、物理学、学习理论、戏剧学、历史学、艺术和剧本。

在我进入这一未知的、经常是反潮流的领域期间，很多人被我所做的事情吸引，并成为了我的学生。这些人给了我莫大的帮助：当事者迷，旁观者清。

米凯莱·鲍德温就是其中一位。很久以前我们就不再是师生关系；我们是同伴。当她提议我们共同写一本书的时候，我非常高兴和感动。她希望使所谓的萨提亚"魔法"更为浅显易懂。通过她的问题和她对我的工作的理解，我受益良多。她帮助我更加了解了自己所做的事情。

我非常感谢她。她做了大部分艰难的工作。我只是提供了原始的材料。

我认为，一本书是作者内心最本质的表达。这本书是通过另外一个人的视角对我内心最本质的表达。这是我所尊重的人的视角，她具有相关的背景、知识和学术敏感度，这些都提升了这本书的高度。

——维吉尼亚·M·萨提亚

米凯莱·鲍德温的序

在过去的几年，我多次参与了维吉尼亚·萨提亚的工作坊，并且与她并肩工作，同时还有很多非正式的私人接触，因此，我慢慢地萌生了与她合作写这本书的想法。该书的第一部分相对容易处理。然而，在写第二部分的时候情况相当不同。我经常在想，为何沉溺于这种自我折磨。我发现其他责任、需要优先考虑的事情和利害关系干扰了我的创造性，也影响了我组织构建我的想法的能力。情况似乎是，只有我完全将自己淹没在素材中，我才能写作，数小时之后才会有一些相对低创造性的想法。

最初，我心存幻想，只要严格要求，工作更长时间，我就可以继续整合我的写作并将进程导入正轨。但结果没有奏效，我忍受了几个月的内疚和低自尊。这些感受增加了我写作的难度，不久之后我已经不再知道我的低创造性和那些感受孰因孰果。

幸运的是，Bob和Becky Spitzer邀请我去他们Palo Alto的家度过了一周，在此期间，我唯一的责任就是写作。没有更多的借口。在最初两天，我感到特别困难，几乎没有写出什么。然后终于创造性地突破僵局，当我回到家的时候，依然能够保持这种状态。整整两个月，我断绝与家庭、朋友的联系，无时无刻不花在我的工作上。奇怪的事发生了：整个过程变得令人愉悦，想法开始层出不穷，写作进程不再受阻。我经常会陷入一种着迷状态，完全专注于工作，体验到强烈的快感和满足。我可以理解一些作家具有怎样强烈的创作愿望。我又开始喜欢自己了。

在创作过程中，我学会了几件事情。首先，我可以逃避内心批评的声音，保持与无意识中创作联想源泉的联系。我在纸上写下一些想法，毫不考虑这种想法的结果，让它们保留几小时或者几天，然后我再回过头来进一步改善它们的结构和形式。我也认识到，当我把艰难的任务置于最重要的优先位置时，我就能够处理它。当还有其他琐事的时候，我就不太能够进行创造性活动。最后，我了解到艰难、孤独的工作也可以有乐趣，当这种感觉出现的时候，我感到至少在一段时间里完全控制了自己的命运。

通过与许多优秀的人的交流，我才有可能写就这本书。我的父母、老师（远的可以追溯到高中时代）、朋友和同事。我不可能在这里列举他们所有人，但是生活在这个可以和其他人产生共鸣的世界，我的心里充满感恩之情。

在写就这本书的最后两年，我从Avanta网络组织的许多成员那里获得了很多的支持和鼓励。我要在这里感谢以下这些成员的建议：John Banmen，Fred和Bunny Duhl，Maria Gomori，Jane Levenberg-Gerber，Bill和Karen Kelly，Johanna Schwab，Jackie Schwartz，和Brenda Wade-Hazelwood。Ken Block除了给予我支持之外，还同意为这本书的手稿提出意见，我根据他的意见对本书做了一些修正。

我要感谢Spencer Johnson，我在很早的时候就获得了他的鼓励，并且他改变了我的态度，从"我不得不写"到"我要开始写"。感谢Beverly Rowley给予了很多实用的建议，也许她都已经不记得了；感谢Grant Miller和Linda Peterson在我情绪不好时给我的关爱；感谢Mary Clare Sweeney愿意帮我输入和重新输入草稿，有时只得到很短时间的提前通知。

最后，还要感谢一些人，如果没有这些人，这本书就不会存在：

感谢Bob和Becky Spitzer，他们给予我指导，在我状态最差时，向我敞开了他们的家门，并且从不怀疑我可以完成该书；

感谢Rain Blockley，他在编辑方面的建议促使我将想法表达得更为准确，他的积极的反应和鼓励使我对自己保持良好的感觉；

感谢Bud Baldwin，感谢他总是激发出我的想法和梦想，在关键的时刻，他是我最具支持性和亲爱的朋友。他不得不在我处于低谷的时候忍受痛苦，大部分时间以某种方法独自忍受他自己的沮丧。我非常感谢他和女儿们，Lisa和Mireille。他们给了我有关家庭生活复杂性和益处的最直接的体验。

最后感谢我的老师、朋友、同事——萨提亚。在这些年，经历了起起伏伏，我对她的欣赏和爱变得更深更广。合作写这本书的经历使我受益匪浅，我们共同完成了这一任务，这项任务是我们任何一个人都无法单独完成的。

——米凯莱·鲍德温

目录

第一部分

第二部分

第一部分

介绍

任何认真观察维吉尼亚·萨提亚工作的人都知道，她的治疗艺术建立在她多年的从业经验上，包含着对家庭过程的严谨的评估。理查德·班德勒（Richard Bandler）与约翰·格瑞德（John Grinder）的著作《魔法的结构》（the Structure of Magic）清晰地阐述了维吉尼亚的语言技巧是如何帮助人们进行改变的，这在很大程度上使她的治疗变得不那么神秘了。到目前为止，许多她的学生和同事已经将其方法运用到他们自己的工作中。此外，维吉尼亚也写了几本书来阐明自己的理论观点和概念——《联合家庭治疗》（Conjoint Family Therapy），《家庭如何塑造人》（Peoplemaking），《你的许多脸》（Your Many Faces），《自尊》（Self-Esteem），《帮助家庭改变》（Helping Families to Change）——还有一些文选和文章。因此，许多专业人员和外界人士对她的很多理论概念都相当熟悉。

本书旨在加深读者对维吉尼亚的干预方法和理论概念之间的逻辑关系的理解。第一部分集中于一步步分析她对一个家庭进行的治疗。第二部分介绍维吉尼亚的治疗观点是如何脱胎于她的整个世界观的。尽管本书旨在自成一体，但还是会涉及到《联合家庭治疗》与《家庭如何塑造人》这两本书中的基本概念。对这些概念感到陌生的读者可以参考上述两本书，以便对自己阅读本书有所帮助。

本书第一部分（实践部分）所介绍的会谈发生在一个为期两天的家庭治疗工作坊中。这个工作坊面对的群体是美国陆海空三军某部的牧师、精神科医生、心理学家和社会工作者。某位牧师长期治疗的一个家庭同意参与工作坊中的治疗；他们的五个孩子参加了第二天的工作坊，也就是本书第一部分介绍的会谈内容。

这个家庭最初前来治疗是因为父母感到难以管理自己的孩子，以及家庭生活氛围紧张。不仅对于军队家庭，如果父母一方的职业使其不断地脱离家庭，又不断地重新回到家庭，那么这个家庭所体验到的冲突在别的家庭中也会经常出现。

将一个家庭暴露在现场观众的观察下，此时，治疗会伴随着探索、隐私的暴露、可能的羞耻，以及展览性，家庭成员都会有些担心。维吉尼亚对此非常敏感，如果这个家庭不愿意，她绝对不会对其进行现场治疗。由于自己的主要治疗目标是提高家庭成员的自尊，因此她谨慎地避免会使家庭成员感到受辱或自我价值感降低的反应。同时，她也小心地不让自己逾越家庭成员为他们自己设定的私人界限。在这个方面，在观众面前工作与在私人情境下治疗只有一个差异，就是在前一情境中，维吉尼亚会使自己的一些干预措施对家庭而言更加明显。

维吉尼亚具有一种罕见的泛化人类体验的能力，尽管观众们没有某一具体事件的经历，但是他们通常能够感受到该事件，并对家庭成员所体验的痛苦和担忧产生共情。相似地，通常，由于家庭成员与维吉尼亚真诚的互动，家庭成员感到被展览的倾向会迅速地消失。

尽管维吉尼亚已经不再进行常规的家庭治疗了，但是她的大部分方法都来自于自己的从业经验。目前，通常她对家庭进行会谈的时间有限，这可能会导致对她的误解，认为她没有收集充分的信息来对家庭进行深度的理解。但是，事实上她始终坚信要尽可能多地收集有关家庭的信息，有时甚至要回溯好几代来搞清楚家庭的渊源，就像本书第一部分干预时间这么有限也是如此。同时，她在此领域有着大量的经验，经常可以从很小的材料挖掘出有关家庭动力的大量信息。

本书第二部分的开始介绍了维吉尼亚治疗与改变方法的核心信念，提出了她的概念框架，其治疗模型就来源于此。在第二部分的第二章中，这些概念框架帮助澄清了维吉尼亚的治疗目标，在第三章中，以她的概念框架为基础，介绍了她是怎样进行评估和干预的，以及评估和干预的重点在哪里。前三章帮助解释了维吉尼亚是怎样发展出她的人性认同过程模型（Human Validation Process Model）的，第四章对它进行了详细的阐述。第五章关注作为人和专业人员的治疗师，清楚地表明只有那些同意维吉尼亚关于人类和改变的基本观点的治疗师，才能有效使用她的治疗方法。最后一章介绍了一些工具和技术，呈现了维吉尼亚经常使用的一些特殊活动，并且表明这些技术是否能够被有效使用取决于对她的工作情境的理解。

如果读者愿意，可以先阅读本书的第二部分。它为家庭访谈设定了框架，我把它放在第二部分，只是因为我认为读者在阅读理论之前先熟悉家庭访谈会更容易。

维吉尼亚·萨提亚为本书写了简短的总结，它将第一部分家庭会谈中的许多认识与第二部分有关治疗与改变方法背后的理论结合起来。

为了便于读者阅读，"他"和"他的"是中性的，指的是"他和她"，以及"他的和她的"。

一次家庭访谈

家庭成员

凯西（Casey）	玛吉（Margie）
成年男性	成年女性
丈夫/父亲	妻子/母亲
35	34

15 苏茜（Susie）

13 贝蒂（Betty）

12 科比（Coby）

双胞胎 { 10 丽莎（Lisa）
10 露西（Lucy）

在这个访谈中，我们使用如下的安排：在纸张的左面逐字逐句记录家庭访谈的录音，在右面记录随着治疗过程的展开，我和维吉尼亚所做的观察和评论。为了更好地理解这个流程，读者会发现阅读的时候首先跟着这个访谈走会更容易一些。

1.　维吉尼亚（看着所有家庭成员）：大家好，凯西、玛吉、露西、丽莎、科比、贝蒂……我记起来了！苏茜……喔，我漏了你。过来，选一个你喜欢的椅子，我们可以四处移动它。没有什么是固定的。（在家庭成员都坐下之后）顺便问一下，当坐下来吃饭的时候，你们是怎么坐的？怎样的情形？每个人的位置是怎么分配的？

玛吉：他坐在桌子一头，我坐在另一头。

2.　维吉尼亚：爸爸在这头，妈妈在那头。那么，现在还有几个孩子。谁会坐在爸爸旁边？

科比：我和姐姐贝蒂。

维吉尼亚：嗯，所以你们会坐在桌子靠这边一些……然后……

玛吉：双胞胎中的一个会坐在这里。

维吉尼亚：哪一个？

玛吉：露西或者丽莎。

维吉尼亚：等一下，哪一个……？

玛吉：露西和丽莎。

维吉尼亚：露西和丽莎……一边一个？

玛吉：对，然后是苏茜。

维吉尼亚：嗯，这意味着你们每一个人都会挨着一个人。你们两个（奇怪地看着苏茜），你呢？你坐在哪里？

苏茜：嗯，我会挤在某个地方坐下。

3.　维吉尼亚：你挤在某个地方！这有问题！（看着露西和丽莎）我想告诉你们一些事情，露西和丽莎。我有两个弟弟，他们比我小18个月。也就是当我18个月大的时候，他们出生了。我的父母经常难以分辨出他们谁是谁。

1. 从最开始，通过让所有家庭成员感到自己可以任意选择所坐的位置，维吉尼亚建立了一个随意的、让人放松的友好氛围。同时她还表示，家庭成员坐下之后，如果他们愿意，仍可以随时改变主意。

2. 维吉尼亚首先提出了一个不太起眼的家庭内部活动问题，非常人性化。她有意地避开了家庭前来治疗的问题，因为她首先关注的是建立一个安全、信任的治疗氛围。通过观察家庭成员对这个开放性问题的反应，治疗师获得了几个家庭功能方面的信息：

   a. 沟通模式显现出来：谁最先说话，谁不说话；当他们意见统一或者不统一的时候，家庭成员们是如何做出反应的；他们表现出对彼此的尊重程度如何，等等。同时，家庭成员的沟通立场变得更加明显。

   b. 规范父母之间、父母与孩子之间、孩子之间沟通行为的规则显现出来。

   c. 每个家庭成员的自我价值感开始变得明显。

   d. 家庭氛围也开始显现：家庭成员在表达自己想法时是否感到安全，孩子们是否可以随意谈论自己的父母，生活在这样一个家庭中感觉如何，等等。

3. 维吉尼亚十分幽默地与家庭成员进行沟通。同时，她在脑海里记下一个线索，即最大的孩子苏茜与家庭的联系很弱。治疗师是否具有良好的治疗技巧和艺术取决于他抓住线索的能力，这些线索只有在进一步观察中得到证实才会被使用。

因此，我想你们两个帮我分清楚，谁是谁。你们曾经遇到过这样的麻烦吗？你没有这个麻烦。你有这个麻烦吗？

凯西：我分不清楚她们。

4. 维吉尼亚：你不能分清她们。那么你们可以做有趣的游戏。我的弟弟们过去曾经做过非常有趣的游戏。你们做过吗？

露西：我们在幼儿园的时候做过一次。

维吉尼亚：在幼儿园做过一次。

露西：我们在幼儿园里交换了班级，我不知道她都说过什么话，因此就被发现了。

5. 维吉尼亚：好的，你们在幼儿园的时候做过这类游戏。我弟弟们过去总是做这样的事情。他们甚至在长大以后出去约会女朋友，还在做这样的事情。（大笑）

这很正常，这些是人之常情。

凯西：谢谢。请您给她们一些主意吧。

维吉尼亚：喔，你看，我认为没有必要给她们出主意。

凯西：我也认为是这样。

6. 维吉尼亚：今天，无论如何我希望能够做的事情是，当我想到你们的时候，能叫出你们的名字，而不是看着你们两个的方位。那么现在我们如何解决这件事情呢？

丽莎：你就读我们的名牌。

维吉尼亚：我会读你们的名牌。这会有帮助。好的。露西，你觉得怎么样？

露西：我无所谓。

4. 通过使用一个自己的例子，维吉尼亚正在将自己放在和家庭成员们同等的位置上。她也对双胞胎的独特性做出了反应，指出有时那些无法辨认他们的人可能会觉察不到这种独特性。

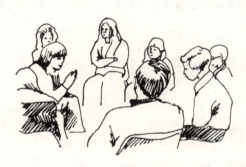

5. 再一次使用幽默：幽默是一种方法，可以淡化问题的严重性。笑声也是促进人与人之间关系的强效润滑剂。

6. 在这段对话中，维吉尼亚告诉这对双胞胎：（a）是否可以区分她们对她很重要，（b）为了避免犯错，治疗师需要她们的帮助。治疗师通过询问双胞胎自己，来区分她们。她也为家里其他成员（尤其是父亲）做了榜样示范，强调能够区分她们的重要性。

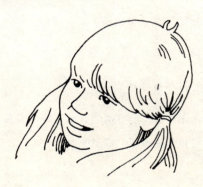

维吉尼亚：好的。你们知道，这是我必须要做的事情，因为很容易把你们两个弄混。苏茜，你有这个麻烦吗？

苏茜：没有。

维吉尼亚：是否有些时候会犹豫，露西是丽莎，还是丽莎是露西？

苏茜：没有，我能区分她们。

维吉尼亚：你在这件事情上没有问题。

苏茜：是的，没有问题。

维吉尼亚：好的。但是爸爸不能区分她们。

苏茜：他叫她们宝贝。

维吉尼亚：宝贝，哦……

苏茜：他在楼下叫她们，然后……

7. 维吉尼亚：贝蒂，你有这样的烦恼吗？

贝蒂：没有，只有她们让我非常愤怒的时候，我才会分不出她们。

8. 维吉尼亚：当她们让你非常愤怒的时候，你无法区分她们。好，我知道你的意思了。你知道，无论何时，只要发怒，我们都很难分辨事物。嗯，我了解了。科比，你怎么样？

科比：哦，我不知道。我认得出她。

维吉尼亚：你认得出丽莎？

科比：是的，我可以相当准确地认出她。

维吉尼亚：那么，你可以相当准确地认出丽莎，而且你认为自己认不出露西，因此很容易将她们区分开，是这样吗？

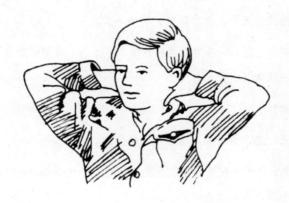

7.　维吉尼亚正在搜集有关每个家庭成员的观察能力的信息。

8.　通过陈述愤怒的后果之一是让人变得盲目，维吉尼亚在建立一个安全的氛围。"无论何时只要我们发怒"指出愤怒是一个普遍存在的情绪，它没有负面的含义。同时，"愤怒使我们丧失了正确的观察能力"这一阐述，对整个家庭具有教育价值。

科比：嗯，因为她以一种很有趣的方式微笑，而她不这样。

维吉尼亚：丽莎……

科比：她咧开嘴笑，而她抿着嘴笑。

维吉尼亚：这是很重要的线索。凯西，你可以使用这个线索。

9. 科比：她笑的时候，会眯眼睛，而她不会。

维吉尼亚：总之，一个有微笑和眨眼，另外一个微笑幅度小，或者可以说是另外一种微笑。是这样吗？

科比：嗯！

维吉尼亚：嗯，很有趣。这个观察很仔细。你是如何……

科比：嗯，还有，很久以前，出了一个意外，我造成的……她的嘴唇上留下了一个疤，而她没有。

科比：我扔了一块瓦片。

维吉尼亚：你扔了一块瓦片？是你做的？是一个意外吗？

科比：有一点儿。

维吉尼亚：有一点儿。

科比：我非常生气。

10. 维吉尼亚：所以，丽莎在嘴唇上有个疤……有助于你分辨她们。我也有一个疤。7岁时，我在两匹马之间走，有两个人骑在上面，向我扔了一个饭碗，砸在了我的嘴唇上。现在这个疤已经很淡了。因此，我也有个疤。我没有双胞胎妹妹。

11. 维吉尼亚：你非常生气。嗯，有时是会发生这样的事。（看着苏茜），科比有一个可以认出谁是丽莎，谁是露西的方法。我有些好奇，苏茜，你

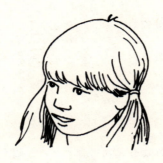

9.　通过阐述区分双胞胎的一些方法，科比显示了敏锐的观察能力。在与科比的互动中，维吉尼亚使用了与某人谈论另外一个人的技术。在当前情境下，每个双胞胎都在听和感受：在其他家庭成员眼中，自己是怎么样的，但不必对此做出反应。

10.　维吉尼亚叙述了自己的经历，与这个家庭中发生的事件类似。

11.　维吉尼亚：这个信息传达给其他家庭成员一个暗含的讯息。指出，"是的，我们可以处理令人愤怒的事件。"我在愤怒主题上做了两次干预。第一次干预是在我说"当愤怒的时候，我们会变得盲目"，第二次是"嗯，这是一个意外吗？"/"有点儿"/"嗯，这样的事情是会发生的。"因此，这个家庭会逐渐了解，我是如何看待这类事情的。使用幽默也有助于进入这个层面。

　　评论：科比的表现说明，对于谈论愤怒情绪导致的意外，他感到很安全。维吉尼亚就事论事的反应有助于发展信任的关系，不仅对科比如此，间接地对整个家庭都有影响。

呢？你是如何区分她们的？

苏茜：她们的脸和性情。

维吉尼亚：脸和性情？

苏茜：是的。

维吉尼亚：好的，你能够在她们脸上找到哪些不同？

苏茜：对我来说，她们长得不一样。丽莎的脸比露西饱满。

维吉尼亚：丽莎的脸前倾，露西的……

苏茜：丽莎的更饱满些。

12. 维吉尼亚：亲爱的，我没有听清。

苏茜：丽莎的更饱满。

维吉尼亚：更饱满，哦，更饱满。

苏茜：露西的脸……正合适。

维吉尼亚：嗯，我也看出一点儿。

苏茜：露西比丽莎胖一点。

维吉尼亚：露西比丽莎胖一些。

苏茜：丽莎比露西高。

维吉尼亚：丽莎比露西高。我看到了。露西，你明白现在所谈论的事情吗？人们需要群策群力才能区别你们谁是谁。你知道这些吗？

露西：什么？

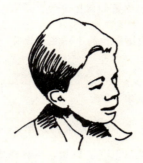

12. 我们一些人对维吉尼亚使用"亲爱的"这个词感到迷惑,所以就请教她。显然,在中西部,"亲爱的"是一个完全不会冒犯别人,让人易于接受的称呼。

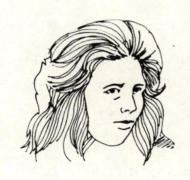

13. 维吉尼亚：你知道其他人是如何区分你和丽莎的吗？这对你来说是一个新信息。（看着玛吉）你是如何区分的，玛吉？

玛吉：丽莎的眼间距比露西的小一些。她有一双大眼睛，并且在右眼皮上有一块胎记。

丽莎：我妈妈那儿也有一块。

14. 维吉尼亚：一块胎记。（仔细地看那块胎记）让我看看你的胎记。喔，在那里，就在那里。我看到了。凯西，这应该给你很多线索了吧。

凯西：那些不管用。

维吉尼亚：不管用。我想知道，是什么阻碍你区分她们？

15. 凯西：我不知道。我就是分不清她俩。甚至她们这么大了，我也从来没有区分清楚。我叫她们双胞胎。有时候，我可以幸运地猜对。

苏茜：就像今天早上。

凯西：就像今天早上。通常我都是叫她们俩下来。

科比：他叫她们俩下来，她们就都过来，下楼，然后爸爸说，"你们中谁是露西？"然后他就举起另外一个。（大笑）

维吉尼亚（严肃的）：喔，有时候你会玩得开心，但是有时也会出现相反的情况。

凯西：是的，我以前打错过，她们会很愤怒。

维吉尼亚：哦，要是我，我不会指责她们的愤怒，你会吗？

凯西：是的，我不会为此而责怪她们。

13. 通过进一步区分双胞胎的差异，维吉尼亚获得了更多区分露西和丽莎的证据。

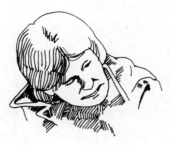

14. 维吉尼亚：现在，我还不知道在这个家庭里有胎记是好还是不好。但前提是胎记是可以被接受的，在这样的背景下——"让我看看这个你所特有的特征"和"你让我看到正在发生的事情，你太棒了"。我将在这一前提下继续治疗。

    评论：承认事实是另一种确认某人存在的方式。这种反应为家庭树立了榜样，即使用非评判的态度对待事物和事件。

15. 维吉尼亚：对于凯西来说，一个目的就是帮助他区分双胞胎。这也跟双胞胎有关。我处理的方式是，不使她们因此产生消极的自我评价。她们在倾听，父亲是如何分不清楚她们俩，他是如何谈到自己缺乏区分她们的能力的。这是他的问题。因此，双胞胎对于父亲如何看待自己的焦虑开始减少了。

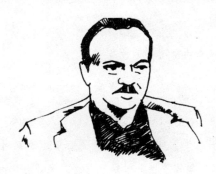

16. 维吉尼亚：因此，也许这是一个领域……也许存在一些方法……对你有用。

不管怎样，你过来一点，好吗？你已经跑到圈外去了。怎么样，把椅子挪过来一些？

好，科比，现在你在这儿，你希望做些什么事情，你自己喜欢的？也许你想为自己做些事情——也许我们可以一起做一些事情——你希望家里有些改变的原因，或者其他类似的事情？

科比：嗯，是的，女士。

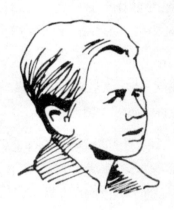

17. 维吉尼亚：你想说什么，亲爱的？

科比：我们家里有些事情需要被改变。

维吉尼亚：关于你的生活吗？或者类似这样的事情？

科比：嗯，您知道，我们总是打架，我们家人相处得不是很好，但有时我们也会聚在起居室里彼此交谈……爸爸会组织家庭讨论，讨论每一件事情。但是，当我们做错事情的时候，爸爸，他就会变得非常生气，然后冷

16. 维吉尼亚：这是我如何确认所发生事情的另一个范例，我要指出，这种方法并不总是奏效。"存在一些方法"这样的语句会使来访者对事情充满希望。

评论：访谈到此为止，维吉尼亚开始与一些家庭成员建立关系，使每个成员个体化，营造了轻松的治疗气氛（幽默），目的是使每个家庭成员都感到安全和相互信任。她仔细地倾听每一个人，因此有助于他们发展积极的自我价值感。在本次咨询中，她集中关注孩子们，因为在前一天她已经和父母有过接触，而没有和孩子们接触过。

此时，维吉尼亚已经获得了关于家庭的有价值的信息。她认识到，从孩子们评论事件时的直率，他们对幽默的反应，倾听的质量和父母为他们而骄傲可以看出，家庭成员们是相当开放的。还有一点越来越明显，即科比对于家里所发生的事情观察非常敏锐，并且每个家庭成员——除了父亲凯西——都与其他成员建立了独特的互动关系。

在治疗中，高度的信任感已经迅速被建立起来，因此维吉尼亚可以进入本次治疗的下一阶段。已经收集的信息使维吉尼亚能够判断，她可以让这个家庭冒多大风险，以及她可以以什么样的速度进行治疗。

因为维吉尼亚感到家庭成员之间存在高度的安全感和信任感，因此现在她可以毫无顾虑地往下进行，聚焦于家庭前来治疗的原因。

17. 维吉尼亚：我发现，科比显然在观察能力上是个佼佼者。他知道家里发生的大部分事情，他也可以公开说出这些事情，因此我常常使用他作为突破口。而且我也注意到，这样做他的父母都没有意见。

评论：注意维吉尼亚像在其他治疗工作中一样，在这里也使用了积极的问题："你想要什么？"和"你的愿望是什么？"或者"来到这里你想看到哪些变化？"而不是"你看到的问题是什么？"或者"你的问题是什么？"

静下来，接着会向我们大吼，还会打我们一顿，把我们赶回自己的房间，或者做一些其他的事情。我觉得这样不对。他应该控制他的脾气——在向我们大吼之前应该三思。

18. 维吉尼亚：让我看看是否理解你了。如果你父亲——如果我听到的是这样——以某种方式发表他的想法……你认为，有时他变得过于愤怒，是这样吗？

科比：是的，女士。

维吉尼亚：某种方式——你说他是否可以选择其他不同的方式来处理自己的情绪——这是你所希望的，是吗？

科比：嗯，是的。但是你知道，他太容易生气了。

维吉尼亚：我了解了。

科比：要是他可以控制住脾气，在大吼大叫之前尝试与我们沟通，那该有多好啊。

19. 维吉尼亚：我明白。因此，有时你认为，爸爸认为你做了某些事情，而你没有做，但是你不知道如何告诉他，或者他不听你解释，类似这样的事情。这是你要表达的吗？

科比：是的，女士。

20. 维吉尼亚：好的。科比，告诉我，你知道发怒是什么样的感觉吗？

科比：我不知道。

21. 维吉尼亚：嗯，我正在想，你是这些女孩子中唯一的男孩，你有一、二、三、四个姐妹。

玛吉：科比，当你生气的时候，会怎么样？

科比：我会打她们。

贝蒂：他会打双胞胎。

18. 维吉尼亚：在这里我意识到这个孩子对父亲的爱。这告诉我，如果一个父亲能够激发这种爱，那么他也蕴藏着很多温情。他的反应是对自己不重视的情绪的防御。我在这个短短的互动中看到以上所有这些信息。

从科比的话中，我也知道要是自由评论的规则没有回旋余地的话，科比是不会如此迅速地冒风险讲出这些话的。他也告诉我，父亲并不总是愤怒，他的愤怒有些反复无常。这点强化了我的感觉，即父亲在努力争取权力，他常常意识不到自己在做什么。他想要成为家庭的领导者，但是他不是，因此感到脆弱。

评论：维吉尼亚的观察不仅基于谈话内容，也来自父亲与儿子的非言语沟通。

19. 在与科比的这次互动中，维吉尼亚做出了一个好榜样，即将指责父亲的语言进行重构，使其更容易被接受。注意"坏脾气"这个词是如何被替换成"他发表自己想法的方式"的。重构是一项可以消除负面情绪的技术。评判只针对指责的过程而非内容。

20. 通过询问科比的愤怒感觉，维吉尼亚开始探询其他家庭成员是如何对自己的愤怒做出反应的。维吉尼亚指出，科比要处理自己愤怒的感受。这样做可以减少父亲的压力，迄今为止，显然他已经成为了反面角色。维吉尼亚常常使用这一方法，即探询家庭其他成员对特定情绪或问题的了解程度。

21. 维吉尼亚以一种同伴的口吻来询问科比。她向科比表明，由于他在家庭中的独特地位，有时产生愤怒的情绪是非常正常的。

22. 维吉尼亚：好的，我听到的是，你认为爸爸可以采用不同的方式处理他的坏脾气，我认为，我们每一个人都不得不与愤怒情绪做斗争。我在想，你是否知道愤怒的感觉是什么。我猜，有时你的姐妹们也会愤怒——对吗？在你的姐妹中，你发现谁偶尔会发怒（举起她的拳头）？

科比：我大姐。

维吉尼亚：你是说苏茜？

科比：苏茜和丽莎。

维吉尼亚：因此，有时她们知道如何使你发怒？你知道这是什么意思吗？好的。现在，对于这些你想有所改变吗？你希望爸爸会表现得不同，以其他方式处理愤怒情绪——你呢，你自己想做些什么改变？

23. 科比：我自己——我希望改变吗？

维吉尼亚：是的。你希望有些改变吗？或者对于有时候你会打双胞胎，你希望改变这一点吗？

科比：我希望自己是排行最大的。

24. 维吉尼亚：你希望自己排行最大。哈，我是无能为力！（大笑，转向贝蒂）贝蒂，今天来到这里，你想过会发生什么事吗？

贝蒂：不知道。我猜我们会讨论。

维吉尼亚：将会讨论？那么你有没有什么特别的事情想讨论的？

贝蒂：有。你知道，当你谈到露西和丽莎——我是如何区分她们的？我只有一个方法区分她们——丽莎会大吼大叫，而露西会平心静气地交谈。

维吉尼亚：丽莎会大吼大叫，露西会交谈。现在是否有些事情——我想——对于丽莎的大吼大叫，你希望有所改变？你的意思是这样吗？

贝蒂：她说话的声音，就好像我们离她15 000英里远。

22. 维吉尼亚非常坦率地告诉科比，她希望从他那儿获得一些信息，同时再一次强调了愤怒情绪的普遍性。

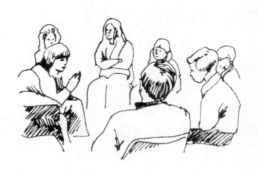

23. 在前面的互动中，维吉尼亚考察了愤怒情绪，在治疗家庭时一般需要处理成员的愤怒情绪。通常，在治疗早期不会做此处理，但是，治疗师需要了解家庭成员处理彼此间的沮丧和负面情绪的方式，这点很重要。每个人都会产生愤怒情绪，但是在功能良好和功能不良的家庭中，人们处理愤怒情绪的方式是不同的。

24. 尽管在谈话内容上，维吉尼亚与科比的互动看起来还没有结束，但是维吉尼亚的谈话过程已经发生了转移。到目前为止，就科比的言语和非言语行为，她已经收集到了足够的信息，可以开始转向另外一个家庭成员了。我们不清楚为何选中贝蒂，但是，维吉尼亚的目的是通过进行有意义的沟通使每个成员卷入治疗中。从录音可以注意到，维吉尼亚的注意力现在完全集中在贝蒂身上。

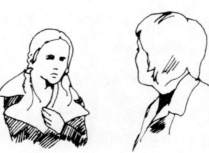

25. 维吉尼亚：我明白了，在这个家里，丽莎可以进"吼叫室"（the yelling compartment）了。迄今为止，有三个喜欢大声讲话的人。现在，贝蒂，对你来说，还有其他的吗，你希望有所改变的事情？

贝蒂：有。

维吉尼亚：好，那是什么？

贝蒂：嗯，就像昨天晚上，我不得不洗头发，昨天下午我也不得不如此。我必须重新梳理乱蓬蓬的头发。后来由于我抓住姐姐的脖子，她就拽住了我的头发。她拉我的头发，我的头发又乱了。

26. 维吉尼亚：发生了什么事情，使得苏茜把手放在你的头发上？你是怎样看待这件事情的？

贝蒂：她总是爱用手抓东西。

苏茜（微笑，但是伴随着愤怒的声调）：你认为为什么我拽你的头发？

维吉尼亚：现在，等一下。我要弄明白这件事情。你认为为什么苏茜把手放在你的头上？

贝蒂：因为我不小心撞到她，她就抓着我，猛拉着我穿过门厅。

27. 维吉尼亚：我明白了。所以你被拽着走，然后你开始做出反击，苏茜很愤怒（维吉尼亚举起手指向贝蒂）——就将她的手伸向了你的头发——是这样吗？那好，你希望有所改变吗？

贝蒂：是的。

维吉尼亚：你希望有什么不同？

贝蒂：如果她想抓我或者什么的，可以抓我的胳膊，但不要抓头发。

维吉尼亚：你愿意跟她讲吗？因为也许她不知道你的哪个部分可以抓。你愿意告诉她吗？你知道，这点很重要。

25. 另外一个使用重构技术的范例：贝蒂认为丽莎说话声音太大，丽莎没有必要感到自己被人揭发。维吉尼亚通过使用非价值评判性的口吻，以及她反应的内容使贝蒂的指责变成一种观察。

26. 维吉尼亚：我努力做的处理就是消除指责，把它们变成仅仅是观察。"抓住她"是指责，这样的语句"她的手放在你的头发上。你认为为什么会这样？"，通过这一方式将指责变成了一种观察。而且，我这样做得越多，我就越能唤起其他人的观察自我（我称其为观察自我），减少指责，增加信任。

　　评论：治疗师频繁使用重构技术，不仅提升了受益个体的自我价值感，而且也教给所有家庭成员如何将他们指责的能力转换为观察的技巧。

27. 维吉尼亚：在这里我所做的是将言语谴责变为行动指向，这可以导致问题得到解决。

贝蒂（看着苏茜）：苏茜，下次，你可以抓我的胳膊——我的胳膊，不要抓我的头发。

苏茜（听起来充满戏谑的口吻）：你的头发更容易抓。

维吉尼亚（坚定的口吻）：现在，等等。你同意贝蒂的建议吗？就是，如果你想抓她，就抓她的胳膊，而不是她的头发。

苏茜：嗯，我也希望她抓我的胳膊，而不是我的脖子。

维吉尼亚：好的。我们分开来看。第一个，贝蒂现在问你是否可以抓她胳膊，而不是头发。对此，你认为怎么样？

苏茜：好的。

维吉尼亚：看起来你想和贝蒂做个交易。

苏茜：是的。

维吉尼亚：你愿意向她提出你的条件吗？

苏茜：啊哈。

维吉尼亚：你愿意对她说吗？

苏茜：我跟你说，以后不要再拉我的脖子。

维吉尼亚：你希望她可以拉什么？

苏茜（大笑）：什么也别拉，真的。什么也别拉，真的。

28. 维吉尼亚：好的，那么苏茜在告诉你，你可以抓她的一些部位——她的胳膊。这是她的条件。我已经开始了解一些这个家里有几个火爆脾气（short fuses）了。你知道这是什么意思吗？好的，（对着凯西说）你要比我更了解这个，为什么你不向贝蒂解释一下火爆脾气是什么？

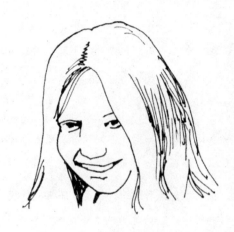

28. 在这一互动中，维吉尼亚向贝蒂、苏茜和所有其他成员展示，如何向别人
    提出要求，以及如何谈判做交易。

29. 凯西：火爆脾气就是你很容易发脾气。

贝蒂：谁，我？我不是经常发脾气的。

（其他家庭成员都在笑话贝蒂的反应）

维吉尼亚：嗯，我在和所有家庭成员探讨，家庭里面似乎存在火爆脾气。

（家庭群体讨论）

维吉尼亚：无论如何，我希望达成这一协议。因为我们刚刚只制定了一半。

贝蒂：苏茜，我同意你的条件。你最好不要拉我的头发。如果你不碰我，我就不会碰你。

苏茜：那好啊，只要你不碰我。

30. 维吉尼亚：现在让我确定一下，你的表情看起来不像是——我不确定你现在的想法是什么，苏茜——你是否真的认为这是一个严肃的协议？

苏茜：是的，我认为它是严肃的，但是我不喜欢她提出条件的方式——好像我总是有错的那一个，好像她从来不是罪有应得。

维吉尼亚：好的，你感到这有些不公平——这是你要表达的意思吗？

苏茜：对。你不知道，弟弟和贝蒂都会打双胞胎，因此我会揍他们。她有时就会非常愤怒，你不知道，她会把气撒在弟弟身上。也就是说，弟弟和她也会打起来，她打不过弟弟，然后我只好介入他们的争斗。

维吉尼亚：现在，让我想一下。你要表达的一个意思是，你认为有时贝蒂会欺负丽莎和露西？

苏茜：是的。她们比她小。

维吉尼亚：还有，你也在告诉我，你认为这和科比有关，因为贝蒂打不过科比？这也是你要告诉我的，苏茜？

29. 这是让父亲参与此话题的一种方式，让他意识到自己也存在易怒问题，当然他不是家中唯一一个易怒的人。

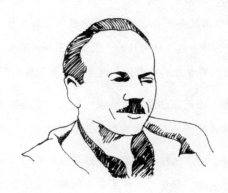

30. 维吉尼亚对苏茜的表情做出反应，强调她和贝蒂刚刚进行的对话是严肃的，同时也让家庭成员学习注意交流中的非言语线索。

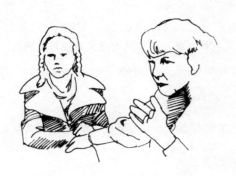

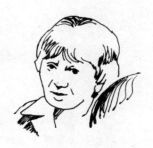

苏茜：嗯，我弟弟要比她强壮很多，并且他很会打架。他也更加可恶。因此，他可以打过她，但是她打不过他。

31. 维吉尼亚：因此，你在告诉我——你也许在告诉我，并且这是一个非常重要的观察——你认为贝蒂在科比那儿讨不到任何便宜？所以她会欺负露西和丽莎——等一等，等一等（转向贝蒂，贝蒂试图介入谈话），我只是想了解这个情况。每个人都有自己的看法，因此我们要了解一下大家的想法。

（看着苏茜）因此，这是你的看法？如果贝蒂能够搞好她和科比的关系，那么，也许她就不会招惹双胞胎？是这样吗？

苏茜：是的。科比也是这样对待露西和丽莎的。例如，他生我的气，就会欺负她们。因为在这个家里双胞胎是最小的孩子，所以他就欺负她们俩。

维吉尼亚：我明白了。我猜，你认为科比在虐待丽莎和露西——还有贝蒂——这个想法使你想介入其中，并给他点儿教训？

苏茜：对。

维吉尼亚：我明白了。

32. 科比：家里其他人也像我和贝蒂一样，都在用自己的方式来虐待双胞胎。爸爸也用他的方式来虐待妈妈和双胞胎。贝蒂和苏茜也是如此。对于苏茜，我们无能为力，我们都打不过她。

33. 维吉尼亚：我明白了，但是现在我有个问题。丽莎，当你必须打架的时候，你会怎样做呢？

贝蒂：她确实——会反击的。

34. 维吉尼亚（对贝蒂采取强硬的口吻，看着丽莎）：好的，等一下。让我听她说，好吗？你对自己反击的方式满意吗？

丽莎：满意。有时，当科比打我的时候，我会使劲他的脸，然后我就跑到外面（微笑），他就来追我，然后把我按在地上，又开始打我。

31. 这是一个非常好的范例，对于一个特定情境，家庭治疗师尝试获得每个家庭成员的看法。这些不同的看法除了对治疗师非常重要之外，也告诉家庭成员要尊重每个成员的看法。

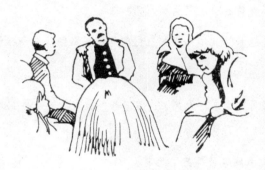

32. 维吉尼亚：科比揭露了家庭成员的强弱顺序，事实上，父亲拥有最终发言权，因为所有人都打不过他。我先记下这个信息，然后装作若无其事的样子，但是过后我会回来处理它。

33. 维吉尼亚继续考察这个强弱顺序。现在她有机会对双胞胎进行工作了。

34. 在家庭治疗中，只要可能，就要让每个人为他（她）自己说话，这一点很重要。

35. 维吉尼亚：我明白，明白。因此你能够开始第一次反击，但是最后还是会被按到地板上。你喜欢这样吗？

丽莎：是的。但是我不喜欢他打我，并且总是打我。

维吉尼亚：好的，你呢，露西？

露西：哦，我非常不喜欢打架。一点都没有意思。更像在和一只灰熊打架。

维吉尼亚：像你在打一只灰熊，嗯？

露西：就是这样。我不知道怎么打架。爸爸妈妈从来没有教过我。

维吉尼亚：教你打架？

露西（看着她的父亲，大笑）：哦，爸爸教过。爸爸偶尔也打我。他五个孩子都打过。

（其他家庭成员都笑了起来）

36. 维吉尼亚：好的。我向你们展示此时我所了解到的一个画面。我想把这幅画面呈现出来。你们帮我检查一下。我想现在可以开始了。这幅画面在我的脑海里，也许它并不恰当，但也可能再恰当不过。（对科比说）科比，你可以站起来吗，亲爱的？好的，让我看看。你可以检查我所理解的是否正确。（握住科比的手，开始塑造）我们向那边的两个人伸出手指（指着那对双胞胎）。轻轻地摇动这个手指。此时，你想加入她们并做点儿什么。现在，苏茜，站起来好吗？我的理解是，你想压制他，是吗？

35. 维吉尼亚：家庭成员不会表达相互间的亲密感，这一点变得越来越明显。当人们不能直接拥有亲密接触时，就会用打斗的方式来表达。这点也有助于我了解父母在公开表达亲密方面的限制。

　　评论：物理攻击经常是表达躯体亲密感的一个替代方式，通常，人们认为表达亲密感是软弱的行为。注意，在这个家庭中，大多数攻击行为都带有游戏性质。父母在日常生活中公开表达情感，可以为孩子树立榜样。

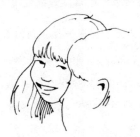

36. 维吉尼亚：在本次咨询的第一阶段，我一直忙于获得有关家庭的图景。第一步我要做的只是让所发生的事情显现出来，不会涉及内容。我不会做出价值判断，我所做的类似于一个解说员的工作，只是陈述事实，"好的，它是这样吗？它是那样吗？"

　　通过对前后谈话进行的联系，我也在家庭成员在想法中引入了一些小的转变。例如当我说"现在有三个喜欢大吼大叫的人"的时候，还有当我谈到每个人都有自己的看法的时候。家庭成员以负面的态度提出一件事情时，治疗师将这件事情用非评判性的言语向他们重述一遍，在这个过程中家庭成员已经发生了转变，因此，治疗师为家庭成员树立了一个榜样，即大家可以采取与以往不同的方式来进行互动。

　　评论：有趣的是，我们注意到在录像带中，母亲和父亲在观看维吉尼亚和孩子们的互动，他们没有感到任何的羞耻和丢脸。事实上，看起来他们还很高兴。这是维吉尼亚治疗工作的一个典型特征，也可以解释为何她在许多人面前工作时，可以让每个人都感到舒服。她有效地消除情境中的消极因素，并且把这些消极因素转变成我们可以识别的，积极的人性化过程。

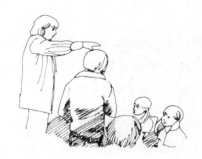

37. 苏茜：是的，有时。

维吉尼亚：好的，让我们来重现当时的情景。

38. （将苏茜的手放在科比头上）你把手放在他的头上，轻轻地压，（督促科比继续来回指着两个双胞胎），你继续这样做。（看着贝蒂）现在，你曾看到过这样的事情吗？过来。好啦现在，贝蒂，当你看到这样的事情。

39. （对苏茜说）有些鄙视地看着他。现在你就做出鄙视的表情。（对贝蒂说）你想做什么？接下来会发生什么？

贝蒂：当我生气的时候，我会和科比打架，但是我不敢打苏茜。

维吉尼亚：我们来看。你是——左撇子？好的，攥紧拳头。非常好。（对科比说）你现在和两个双胞胎在一起，（对苏茜说）你正试图把他推倒，（对贝蒂说），你用拳头对着他，但是你不会碰苏茜。好的。

　　（对丽莎说）现在，当这件事情发生的时候，你站起来，用手指着这边。做出这样的姿势——对，好的，保持它。我们看起来好像正在展示这个画面。好的，丽莎，她去哪里了（指着露西）？

丽莎（指着露西）：她去哪里了？

维吉尼亚：我不知道。

丽莎：喔，是的。我会打她。

维吉尼亚：你会打他，你也会打她。（转向露西）当这些发生的时候，你会怎么做，露西？

露西：我就挨打。

37. 维吉尼亚：目前，我知道了家庭里的强弱顺序，也获得了有关打斗的信息，进行"雕塑"所需的材料已经齐全。

　　评论：维吉尼亚使用"图景"（picture）和"雕塑"（sculpture）这两个词，它们是可以互换的。

38. 尽管维吉尼亚像一个艺术家一样在塑造自己对所听到的内容的理解，但她会询问成员，确保大家和她步调一致。由于很多事情发生在非言语水平上，完全依靠脚本进行这部分治疗工作比较困难。

39. 维吉尼亚已经确认她最初的"雕塑"和参与者的实际情况相同，现在，维吉尼亚在争取家庭成员们更加积极的帮助。

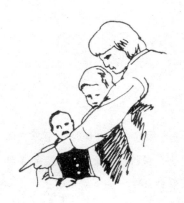

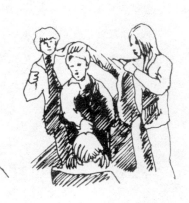

40. 维吉尼亚：你就挨打？好的，现在，你来这，我们把这个椅子退后一点。你坐在地板上，好吗？坐下去，尽量低下你的头，像这样。好的。（转向丽莎，把她的脚放在露西的肩膀上）不要碰到，我不希望你碰到。我只是希望你做这些动作。好的。现在就这样坚持这个动作，就像你是一个雕塑。好的，就坚持一分钟，你正在试图阻止他，试图报复他，（转向露西）你正在挨打。现在我们来看。（转向玛吉）玛吉，你曾经看到过这样的景象吗？

玛吉：是的，我确实看到过。

41. 维吉尼亚：你曾经看到过这样的景象吗，凯西？（凯西点头）好的，现在坚持这个姿势一分钟。坚持它。就像你们是雕塑一样。再低下去一点。现在，玛吉，你过来一下，演示一下当这些事情发生的时候，你所做的事情。你会试图做些什么？

玛吉：我左右为难。将他们分开，然后我让他们坐下，和他们交谈。

科比（咕哝着说）：爸爸比妈妈做得更多。

维吉尼亚：嗯。

玛吉：我告诉他们，你知道——

贝蒂：他让我们激烈地讨论。

维吉尼亚：好的。一会儿我会问你爸爸。你们全体再保持一下原来的姿势。你可以把他们带回去吗？科比，过来，保持你原来的姿势。再坚持一分钟。注意，你试图推他。我知道在这种情境下，大家会有很多话说……（转向贝蒂）顺便问一下，在家里你如何向一些人表达"我不喜欢你的行为"？"拳头"代表的信息是什么？哦……（维吉尼亚扬起她的拳头）当你扬起拳头的时候，你会说什么？

贝蒂："科比，别管我"或者……

40. 现在，所有的孩子都在这个画面中了。尽管对他们来说这有些好笑，但是，他们会对彼此的互动关系产生新的认识。现在，每个人感受到的家庭成员强弱顺序完全显现出来了。

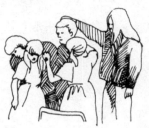

41. 维吉尼亚确认了这组雕塑准确地呈现了参与者的想法与感受，现在，她转向母亲，问道，在家里看到这样的情况时，她是如何干预的。有趣的是，我们注意到此刻，治疗情境的"此时此地"与在家里的实际生活没有区别：由于这组雕塑唤起了同样的感受，使得两者已经完全融合。

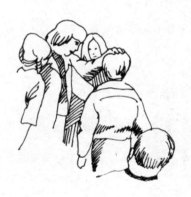

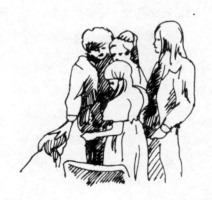

42. 维吉尼亚：好的。"别管我"——是"不要这样做"的意思吗？不管它是什么意思……然后你进来……

玛吉：然后我进来，说，"你们为什么不能冷静一些？用谈判的方式来解决这件事情。你们现在生气了。停下来思考一下。"

科比：我们打架之后，你会说，"你们冷静一下。我希望你们可以先来找我。"

维吉尼亚（转向玛吉）：你说，"你们过来，冷静一下"，然后你试图改变他们。当你单独和孩子们在一起的时候，你是这样做的？好的。你先坐一会……（转向凯西）当你看到这些发生的时候，你会做什么？你愿意过来演示给我看一下吗？

凯西（抓住科比的肩膀）：我抓住这个孩子。

维吉尼亚：哦，你抓住他。然后做什么？

凯西（开玩笑地）：他是煽动者。（每个家庭成员都笑了）

科比：他在指责我。

维吉尼亚：我知道，他在指责你。（转向凯西）你抓住他……？

凯西：我把他拉到洗漱间，摁到洗脸池上，把他的头往池子上撞。

43. 维吉尼亚：好的，现在，如果没有每个人的帮忙，事情不会演变成这样，如果是这样，你怎么看？

凯西：嗯，我可以向你保证是这样的。

42. 维吉尼亚以微妙的方式让家庭成员们意识到，他们可以选择其他方式来交流，例如"我不喜欢你这样做"。

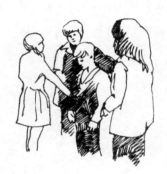

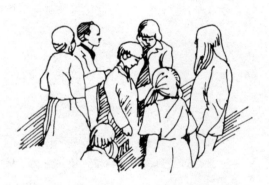

43. 维吉尼亚：我感到，科比是父亲的替罪羊，就像父亲感到自己是家庭的替罪羊一样。可以有很多方式来处理这件事，但是我只是告诉父亲，他可以从更宽广的视角来看待它。

　　评论：如果维吉尼亚和父亲之间没有发展出信任关系，那么，这样的互动就不会产生。他毫无保留地说出自己的所作所为，因为他知道自己不会受到责怪。由于不必防御（防御会导致装聋作哑），他能够理解对于打架事件每个人都要负一定的责任，他会质疑自己对科比的惩罚。

44．维吉尼亚：好吧，这是你处理它的方法之一。（维吉尼亚用双手捧住科比的头，近距离地观察他）我认为爸爸这样做对你来说有些粗暴。

好的，现在我想了解一些其他的事情。（她示意孩子们靠得近一些）你们俩恢复原来的位置，好吗？现在，孩子们在打架，凯西和玛吉，你们俩都在这里，我想知道这时会发生什么，当你们都在场的时候。

玛吉：他会处理。如果他先开口，他就负责处理这件事。

45．维吉尼亚：我明白了。

玛吉：我会不吭声。

维吉尼亚：好的。玛吉把这件事情交给你处理，你的感受是什么，凯西？

凯西：唉，一直都是这样。

46．维吉尼亚：嗯。但是你对此的感受是什么？

凯西：嗯，让我做了恶人。

维吉尼亚：是的，我想是。让我们坐下来一会儿，我明白，你抓住科比，并且惩罚了他，但是其实你不希望这样做，我知道了。现在，玛吉，关于凯西……他感到自己是个坏家伙，我在想你的感受是什么？

玛吉：我觉得情况不是这样。如果他说出自己的感受，那么我自己会管教孩子们的。

维吉尼亚：不，这不是我要问你的。我在问你，对于凯西认为自己是个坏家伙，你的感受是什么？

玛吉：是的，他确实是个坏家伙，毫无疑问。

44. 维吉尼亚：我感到需要和科比进行直接的接触，我用手捧住他的脸，我的声音变得温柔。我要让他知道，虽然其他人在笑他，但是我可以感到有时候他处境艰难。

　　评论：维吉尼亚指出，凯西正在给科比树立男性榜样。男人要对家庭里发生的事情负责，对凯西来说，向儿子传达这个信息非常重要。

45. 确认了父母双方对此的处理方式之后，现在，维吉尼亚开始进入父母（和婚姻）关系的主题。

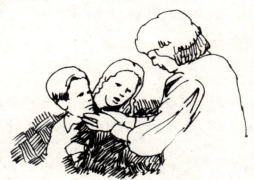

46. 维吉尼亚：现在，我们进入了混乱阶段（治疗的第二阶段），家庭里每个成员的情绪都被扰动。之前，我只陈述事实，使事实更加清晰，现在，我们开始进入下一个过程，它会引导我们进入一些新的领域。当我们和家庭一起进入这个阶段时，我们就进入了一个自发的领域，被压抑的情绪已经显现出来。

　　评论：当治疗师进入成员自我保护的领域时，混乱阶段就已开始。访谈的最初阶段是建立舒服的、充满信任关系的必要阶段，以保证接下来治疗师可以接触到家庭成员某些防御的领域。

47．维吉尼亚：亲爱的，我想知道对于他的感受，你的感受是什么？

玛吉：我为凯西感到难过。

维吉尼亚：好的。在这一刻……（玛吉开始哭泣）……在我们继续深入探讨更多领域之前，你想在这方面有所改变吗？你想做什么？

玛吉（呜咽着）：更多交流。

维吉尼亚：和凯西。现阶段，你认为自己和凯西缺乏交流？

玛吉：是的。

维吉尼亚：好的。（转向凯西）让我们来想一下。凯西，你也意识到这点了吗？你的感受是——

48．凯西：是的。

维吉尼亚（对着凯西和玛吉）：你们可以把座位靠近一点吗？（对着孩子们，他们也靠近了一些）现在我所希望的是妈妈和爸爸靠近一些。仅此而已。

（转向玛吉）玛吉，此时此刻你可以向凯西说出你想说的话，与以往相比，你希望你们之间会有何不同？（她将她的头转向凯西，但是将自己的一只手放在玛吉的膝盖上面）

玛吉：凯西，我希望我们可以更好地交流。互相理解，一起努力。

维吉尼亚：玛吉，当你向凯西表达这些愿望的时候，你的感受是什么？

玛吉：内心感到非常柔软，充满了感情。内心深处。

49．维吉尼亚（转向凯西）：我现在想知道你的想法，在此时此刻——不要介意过去——在此时此刻，生活在这个家庭中，你认为做些什么会使生活更美好？

47. 维吉尼亚必须再一次强迫玛吉回答自己的问题。

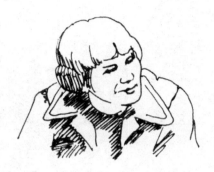

48. 维吉尼亚：现在确实有些我可以处理的真实事物，因为它已经进入了框架：他们现在的愿望是交流。我需要注意的是，他们常常会回到超理智和互相指责的阶段。但此刻，夫妇两个对于他们的痛苦和愿望都很开放，双方希望有更多的交流。此后，我们将不再探讨孩子以及孩子们的问题。

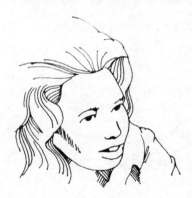

49. 在整个互动期间，维吉尼亚的注意力完全集中于凯西，但是同时她也保持和玛吉的接触。凯西对于妻子的情绪爆发没有明显的反应。

凯西：多一些支持。

维吉尼亚：你可以具体说说"多一些支持"指什么吗？我想我理解了，但是我希望你可以解释一下。

凯西：可以。当我坐下来和玛吉或者孩子们谈话的时候……昨天晚上，我指责五个孩子在治疗中没有照我告诉他们的那样做。昨天我们在这里，告诉他们有关咨询的信息之后，他们却完全拒绝照我们吩咐的那样做。这不是……我想看到，他们能否坐下来，理性地面对问题，对他们采取理智的态度不管用。

50. 维吉尼亚：让我们回过头来看，我想了解我是否明白了你的意思。多一些支持的表现之一是，孩子们可以更好地完成你吩咐的事情。是这样吗？

凯西：是的。

维吉尼亚：可以告诉我你希望的其他表现吗？

51. 凯西：好的。如果我可以不扮演坏家伙的角色，现在说到重点了，大多数情况下，当孩子们违规的时候，我只想上楼回到我的房间，坐下来看书。因为除了离开，我的唯一选择就是用皮带或者手来打孩子们，我已经非常厌倦了。

维吉尼亚：我想和你一起分担这些。

玛吉（打断）：你是如何接近他们的，凯西？你的态度怎样？当你对他们说话的时候，你的声调是什么样的？

52. 维吉尼亚：等一下。我想和你分享一幅图景。（转向凯西）我听到你说，你这样做是为了取悦玛吉。你回到家，玛吉会说要对孩子们采取一些措施，因为他们做得不好。无论如何。这是我先前听到的。我的理解正确吗？

凯西：正确。

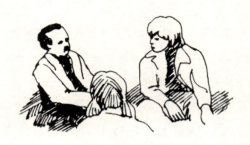

50. 在治疗中提到之前的内容，这一措施有很多优点：它告诉当事人，治疗师听取了他的话，让他感到自己说的内容很重要，如果他被误解了，给他机会做出修正。提到之前的内容，也让治疗师可以检验他对情境的理解。在这种情况下，有趣的是可以看到维吉尼亚如何非常准确地反馈来访者表达的意思，同时去除来访者话语中的指责成分。

51. 维吉尼亚：这是对我前面提到的问题的一个反应，还会有其他一些方式的反应，他在告诉我，对于自己在家庭中的位置，他感到绝望，他是多么地不想打这些孩子。他没有直接表达的意思是，他这样做是为了取悦妻子，妻子比他更有权力。当他说，"在此时我想离开回到自己的房间，"妻子听到了这些话，即丈夫不想参与孩子们的事情，不想做令自己绝望的事情。

52. 这又体现了维吉尼亚强硬的咨询风格。维吉尼亚阻止玛吉说下去的理由，我们不是很清楚，不知是由于她希望继续按照自己的思路来处理凯西问题，还是由于玛吉又回到了指责模式中。

53. 维吉尼亚：现在，我想知道，如果你停止这样取悦玛吉，你会做什么？你希望采取什么样的方式来当孩子们的父亲？

凯西：嗯，我告诉你一件事。我曾经做过的。我和科比、贝蒂单独待了两个月，在那两三个月期间，我只打了他们一次，那一次我认为需要这样做，其他时候我都认为自己不必打他们。我们坐在一起谈了很多，孩子们……我可以与科比和贝蒂交谈，他们是讲道理的。事实上，我更加了解了科比。我发现他的肩膀上顶着一个相当不错的脑袋。

54. 维吉尼亚：我的理解是，你似乎在赞赏他。

凯西：是的！那时候，我觉得他非常聪明，我也告诉了他。

玛吉：但是他们以后再也没有这样做过。

维吉尼亚：好的，现在我们检查一下——看看，你长时间忍受着这些，我需要一些片断将这些信息联系起来。据你的观察，或者据你所知，当科比、贝蒂和凯西在一起的时候，他们有何不同？

玛吉：就像他们说的那样。比如，凯西在早晨五六点钟起来，到他们床前和他们说话，但是他现在不再这样做了。他没有时间陪他们。他很累——不想带他们到任何地方。我知道现在他在学校那边的压力很大，但是他从没有停下来考虑一下孩子——他们的感受是什么。

55. 维吉尼亚：等一下。让我看看现在是否理解了你表达的意思。你在观察凯西是怎么做父亲的，你在对自己说，"凯西做得不够；也不太恰当。"

玛吉：对。

56. 维吉尼亚：好的。我问你一个问题。你和你父亲的关系怎么样？

53. 维吉尼亚让凯西知道，她没有接受玛吉和他自己的观点的影响，即他不是一个好父亲。她向凯西指出，也许他是不太懂得怎么做好父亲的角色，让凯西燃起了自己可以成为好父亲的希望。

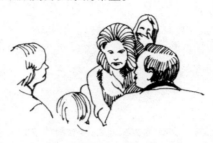

54. 凯西似乎很难直接表达称赞。维吉尼亚将他对科比的积极评价转化为直接的信息。

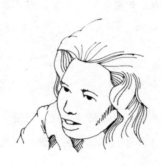

55. 维吉尼亚感到，玛吉不满凯西的父亲角色，她会一直指责他。通过描述玛吉对凯西父亲角色的看法，维吉尼亚重构了她指责凯西的话。

56. 我们作为父母的养育行为在很大程度上取决于童年早期所接受的自己父母的养育方式。除非我们努力替换这些早期养育信息，否则我们注定会受到他们的影响，不是因为我们模仿他们，就是因为我们要拒绝他们。当女人们成为母亲的时候，会学习她们母亲的行为，她们期望她们的丈夫成为像自己父亲那样的父亲。

57. 玛吉：很完美，很完美。

维吉尼亚：很完美。你和你妈妈的关系怎样？

玛吉：很糟糕。（大笑）

维吉尼亚：在你的成长过程中，与你母亲相比，父亲的养育方式很不同，你有这样的切身经历？

玛吉：是的。

维吉尼亚：而且你父亲的方式也和你看到的凯西对待孩子们的方式不同？

玛吉：是的。

58. 维吉尼亚：好的。玛吉，此刻是一个机会，你可以发现，凯西如何可以对自己的父亲角色感到舒服？……看一看，你能够在多大程度上做到这一点？

玛吉：我不知道有多大的程度。孩子们使凯西厌烦。

维吉尼亚：我们一会儿会更多地讨论这些。但是，现在我需要知道的是，你是否愿意去发现，凯西自己真正想要的做父亲的方式。你也许不知道。

玛吉：我确实非常想知道。我这样观察了一段时间了。这也是为什么我坚持待在这里。

维吉尼亚：好的，但是为了确实会发现——即使与你的希望不同，你是否愿意听他讲讲。

玛吉：我会尊重他的意见和感受。

维吉尼亚：好的，你告诉过我，你的爸爸作为父亲做得很好，你对此有非常美好的体验，母亲的养育给你的却是地狱般的体验。

玛吉：是的。

57. 玛吉非常积极的反应显示，她与父亲的关系可能导致她对于男人作为丈夫和父亲的角色有着不切实际的期望。

58. 维吉尼亚旨在让玛吉关注凯西本人，而不是她对他的期望，这个期望是基于她对自己父亲的感受。指责被重构为对信息的寻求。

59. 维吉尼亚：现在，玛吉，我想告诉你，在我听来……也许我们可以将这些片断补充进来。在如何做母亲方面，你没有一个榜样。

维吉尼亚：是的。

维吉尼亚：好的，这又给了我其他一些信息，作为一个女人，你的感觉不是很好。

玛吉：是的，是的。

维吉尼亚（转向凯西）：在你的成长过程中，你的爸爸是如何行使父亲角色的？

凯西：类似于硬碰硬的关系。（大笑）

维吉尼亚：因此，在你成长的经历中，在如何为人父亲方面也没有一个榜样？

凯西：哦，是的。我总是努力达到父亲的标准。但是他的标准太高了。

维吉尼亚：当你无法达到父亲的标准，你父亲会做什么？

凯西：他坚持要求我有照顾妹妹的责任，他坚持让我要像个男人的样子，但是却把我当孩子一样对待。

60. 维吉尼亚：因此，这是一个双重信息。做个男人，但又不要做个男人。

凯西：是的。当我12岁开始参加摩托车比赛的时候，他非常兴奋，认为这样具有男子气概。他会在市里东奔西跑，向他所有的朋友介绍我，尤其是在我赢了比赛的时候。如果我输了，我就是个坏家伙。我必须得照顾我的妹妹。

维吉尼亚：就像科比必须得照顾丽莎和露西一样。是这样吗？你这有两个小女儿。

凯西：是的。

59. 维吉尼亚自己的推测是基于玛吉对与母亲关系的负面评价，她让玛吉清楚地了解这一点。教育与治疗再一次同时使用。这个解释有助于减轻玛吉对于没有成为一个好母亲的内疚感。

60. 有趣的是，我们注意到凯西在这个方面与他的父亲很相似。他对科比有很高的期望，并且也为他感到骄傲，但是他很少直接表达这种骄傲。同时，他也非常苛刻。

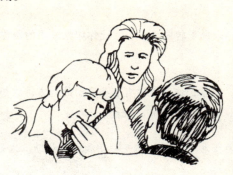

维吉尼亚：你一直都能够照顾你的妹妹吗？

凯西：不是。

维吉尼亚：当你不能做到的时候，会发生什么？

凯西：嗯，那时，我就有麻烦了。

维吉尼亚：很多时候，你肯定会感觉到对自己很不公平。

凯西：哦，偶尔。我不太抱怨。偶尔会抱怨一下、

维吉尼亚：我在这里的目的，凯西——你从昨天就坐在这儿，你一定要接受这个观点——无论我们的经历是什么，我们都可以从中学习。

61. 凯西：嗯，嗯。

维吉尼亚：好的。不是由于我们的经历不好，我们只是要学习一些东西。现在，我对你有一个感觉——你的脑海中也许有两个声音在对话——你觉得"应该做"和"能做"的事情之间常常存在冲突。

凯西：是的。

维吉尼亚：好的。两个声音有时候会相互竞争。你和妈妈之间的关系怎样？

凯西：哦，还不错。

维吉尼亚：那么你印象中最深刻的是你的父亲，你所学到的都来自父亲。

凯西：是的。

维吉尼亚：对你来说（转向玛吉），让你印象最深的是你的母亲，你的学习来自母亲。

此时此刻，玛吉，你知道你有某些脆弱的地方，你想家里人要相互尊敬，尤其对凯西，你来这儿想要的是什么？

玛吉：一家人更加相互理解、相互关爱和相互帮助。这是我想要的。

61. 维吉尼亚抓住一个线索，即凯西不愿意表达对父亲过多的负面评价。她将其转为教育模式，指出过去的经历是我们学习为人处事的源泉。维吉尼亚试图帮助凯西接受这一事实，即很多时候他难以取悦他的父亲。凯西似乎认识到父亲不是故意不公平地对待他，因此，此时不用凯西表达他的感受。

62. 维吉尼亚：亲爱的？（将注意转向丽莎，她已经移过去，蜷伏在妈妈身边）丽莎……？

玛吉：你想说什么？

丽莎：想说，"不要再哭了。"

63. 维吉尼亚（蹲下来和丽莎保持同样高度）：我注意到，当妈妈哭泣的时候，你过来坐到这里。我想知道，妈妈哭的时候，你认为发生了什么。

丽莎：所有的事情都是如此令人悲伤，所有的事情。

维吉尼亚：所有的事情都令人悲伤。这是你的感受吗？（她用手抚摸丽莎的脸）你以前有这样的感受吗？在这个家里，有时人们感到伤心？（丽莎点头）好的。

丽莎：还有不被需要。

维吉尼亚：你不想这样？

丽莎：不被需要。

64. 维吉尼亚：不被需要？能告诉我不被需要的感受是怎样吗？

丽莎：在家里，没有人关心他们，没有人关心任何事情。

维吉尼亚：你是在说爸爸吗？

65. 丽莎：是指每一个人。

维吉尼亚：每一个人。有时你能感受到，人们觉得自己不被需要，是这样吗？（她拉着丽莎的胳膊）爸爸有时候会感到"没人关心我"，妈妈也会有这样的感受，苏茜、贝蒂、丽莎、露西和科比也都如此，是吗？

丽莎：嗯。

维吉尼亚：当你有这些感受的时候，会怎么做，亲爱的？

62. 治疗中有时需要中断当前有意义的互动，将注意力集中在突发事件上。在大多数情况下，处理完之后还会回到原来的互动上去，不会损失太多。家庭治疗师的技巧和艺术是要对关注点做出选择。在这个情境中，维吉尼亚感到，关注丽莎的非言语信息很重要。

63. 当与孩子进行有意义的互动时，维吉尼亚做出的很重要的一点是，俯下身来与孩子进行目光接触。

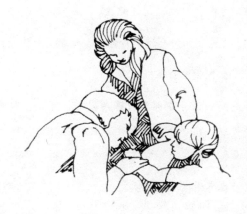

64. 维吉尼亚：当丽莎说自己感到悲伤和不被需要的时候，这里发生了什么？她是否指出了父母之间存在但是没有明显表现出来的痛苦。在这个家庭中，就像其他许多家庭一样，反对表达个人痛苦。

65. 维吉尼亚：我把这部分看成是整个家庭关系的微观世界。家庭中的每一个人都努力隐藏他们不被需要的感受。他们的行为是由于有这些感受而产生的。凯西已经做出暗示，他希望家庭需要自己，他曾经说过，"我不想在家里成为一个坏家伙。"从这句话可以看出。

　　评论：当面对一个成员的情绪时，维吉尼亚经常会询问其他成员，看看他们是否注意到了这个情绪。通过意识到有相似的情绪，那些经常被这种感受刺痛并且相互攻击的家庭成员开始能够发展出亲密的关系。

丽莎：我就上楼回我的房间，躺下，有时候睡一会儿——时间比较长。或者有时我就跑出家门。

维吉尼亚：我想给你一个建议，这也许有帮助。我打算看看大家是否确实都知道不被需要的感觉，但是我想知道，如果你有这种感受，并且你说出来，"你知道，现在我感到没有人爱我。"如果你用言语表达了这个感受，你认为会发生什么？

丽莎：我妈妈可能会对我说，她爱我。

维吉尼亚：也许你的妈妈会过来对你说，她确实爱你？这对你有帮助吗？

66. 丽莎（点头）：我会重新高兴起来。

维吉尼亚：妈妈的话会使你重新高兴起来。好的。你现在坐在这里，我想，你是否可以实践一下，让每个人都可以听到，你也可以听到，"现在，我感到没有人爱我。"你愿意说这些话吗？

67. 丽莎：现在，我感到没有人爱我。

68. 维吉尼亚：好的。现在，我想检验一下。由于这里有……（看着露西，指向她遗失的名牌）。露西听到了吗？你有时候会感到没有人爱你吗？在家里，有时候会有这样的感觉吗？

露西：我不知道。

维吉尼亚：你曾经有过这样的感觉吗？（长久的沉默之后，露西忸怩地笑了，并且肯定地点了点头）我不知道，我只是猜一猜。有时候你确实会有这种感受？你呢，科比，你知道这种感受吗？你有时候会有这种感受吗？那种"没有人爱我"的感觉？不是一直，而是有时候？

科比：是的，女士，我有。

维吉尼亚：贝蒂，你有这样的感受吗？苏茜，你有过吗？你呢，凯西？

66. 在这里对整个家庭来说，有一条暗含的信息，即将不好的情绪用言语表达出来可能有助于解决问题。丽莎内心有了答案，维吉尼亚只是帮助把它表达出来而已。

67. 丽莎说，"现在我感到没有人爱我。"这句话强化了丽莎的学习成果，同时也使丽莎能够练习如何陈述自己的感受，如果没有一些鼓励，她也许会对这样做感到尴尬。在治疗中让来访者练习新学的技能，可以强化它。

68. 甚至在情绪强烈的互动中，维吉尼亚仍毫不犹豫地使用轻松的口吻。使用非言语的动作，她就露西移开名牌的行为和她开玩笑。

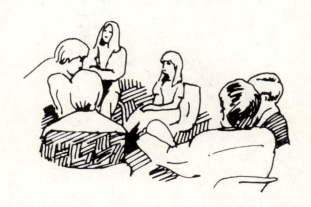

维吉尼亚：你呢，玛吉？（她点头。维吉尼亚询问所有家庭成员）当你们有这个感受的时候，会怎么做？你们打算像丽莎刚才做的那样，用言语来表达它吗？凯西，如果你用言语表达，"现在我感到没有人爱我。"你想会发生什么事？

凯西：我曾经做过，以前曾经用言语表达过。

维吉尼亚：这些话吗？

凯西：嗯，可根本没有人在乎。

69. 维吉尼亚：哦，这是两回事。（站起来，并指着凯西）你知道它的意思是——"你们应该在乎我。"而不是说，"此刻，我没有被爱的感觉。"（坐下来，她仍然与凯西保持目光接触）

　　我想说一说，科比，尤其我想你能听到（向下看，然后看向凯西）此时，我正在冒一个很大的风险。（她神情专注地沉默了一会儿）我感受到了，在刚刚过去的大约10分钟里我有这样的感受，我想把你抱在怀里。

70. 不是因为你是个孩子，而是我觉得你的内心长久以来都渴望拥有一些东西。（看着玛吉）我希望你在另一边。我认为，我和你在一起我可以接触到你的内心，感到你艰难的挣扎，感到你没有得到你所希望的。我非常强

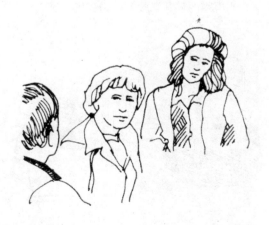

69. 这是表现"我"陈述和指责之间的区别的一个很好的范例。"我"陈述是让其他人了解我的感受，并清楚地表明"我拥有这个感受"，"我对这个感受负责，"而指责意味着我的不好的感受是其他人的责任。在这里，治疗和教育融合在一起，因为很明显，凯西忽视了这个区别，他确实相信，当他说"没有人在乎我"的时候，他是在表达感受。

70. 维吉尼亚指的冒险实质上具有双重性。首先，在个人水平上，她指出这个感受不是以成人现实为基础的，是非理性的，但是它会激活我们在婴儿早期时的感受，当爱的收回与死亡同义时，当我们的生存极端地依赖他人时，我们完全是脆弱的。甚至最成熟的人也会有这样的感受。然而，成熟的人会克服它，知道这不符合当前的现实，而不那么成熟的人则会被这种感受所淹没。在这个混乱的阶段，治疗师的任务之一是帮助大家冒这个险。尤其是，在与凯西的互动中，维吉尼亚使自己处于容易受到拒绝的境地。第二，在治疗水平上，维吉尼亚可能高估了已经建立的信任水平。凯西没有准备好这样陈述情绪，他可能会停止探索自己的感受。

　　需要强调的是，维吉尼亚是在做了探测的情况下冒的险。但是，也会存在这样一个可能，即凯西还不能够接受这么多的温暖，尤其是在家人面前以及众目睽睽之下。

71. 烈地感受到这一点。（看着凯西）你对我说的话有什么感受，凯西？

    凯西：听到有人这样说，让我感觉很好。

72. 维吉尼亚（面向所有家庭成员）：有趣的是，我有一个感觉，当人们不知
    道如何表达他们的需要，也不知道怎么做才能获得需要的东西时，打架则

73. 是最容易的方式。看，我认为虽然我们不知道如何做我们想做的，但我们
    确实知道如何打架。打架可以对我们小有帮助，但是要承受很大的痛苦。
    （看向丽莎）我想从你那儿获得一些信息，丽莎，如果你妈妈感到悲伤，
    她哭了，你会觉得没什么吗？你可以说出来，当妈妈哭的时候，你自己的
    感受吗？你愿意这样做吗？（丽莎点头）好的。我想，你是否可以离开一
    点，不坐在爸爸妈妈中间，我需要考察一些事情。

    （看着玛吉）当我对凯西说，"我想把你抱在怀里"的时候，你的感
    受是什么？

74. 玛吉：很温暖。

    维吉尼亚：当我对你说这些的时候，你的感受是什么？

    玛吉：温暖、温柔的。

    维吉尼亚：你看，我认为就是这样，只要你们都知道如何在相互关系中使
    用这些表达。你说出自己想从凯西那儿获得什么，你就会更好地与他交
    流，我听到他说他想从你那里获得的是，不再做"坏家伙"了。

    玛吉：他已经达到目的了。我已经接管了权威的角色。他不用管了。

71. 在采取了自己认为的风险步骤之后，维吉尼亚在考察她的发言造成的影响。这是非常重要的跟进，因为如果察觉到任何消极反应后，马上处理是非常重要的，要避免破坏已经建立的信任关系。

维吉尼亚再一次采取了可能会遭受拒绝风险的行动。只有一个可靠、适合的治疗师会有意地将自己放在这样一个脆弱的处境中。维吉尼亚也为家庭成员做出榜样，即考察自己言语对他人的影响的重要性，即使这样会使他们处于脆弱的位置。在真正的亲密关系中，家庭成员的表现之一是，敢于承担受到伤害和遭受痛苦的风险。

72. 维吉尼亚通过描述一般情况下打架对于人们的意义，消除了在这个家庭中对打架行为的羞耻和指责成分。

73. 维吉尼亚重新和丽莎接触。在和家庭工作的时候，维吉尼亚会使尽可能多的家庭成员参与到一个主题中，丽莎发起了这个主题，现在维吉尼亚的目的是和她一起结束它，从而也认可了她在先前互动中的重要性。她也教育家庭成员，不要因为感受而烦躁不安，要允许它发生，并自由地评论它。

74. 维吉尼亚给予了凯西如此亲密的表达之后，也要考察玛吉的感受，这一点很重要。玛吉也许会感到维吉尼亚和凯西站在一边来反对她。她也许会有些嫉妒维吉尼亚能够表达对凯西的体贴，她却不能够用这种方式表达。而且，如果维吉尼亚感到玛吉的回答中有任何负面的成分，她会在此刻予以处理。

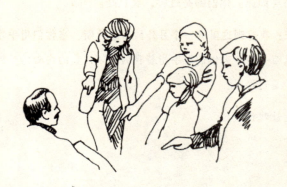

75. 维吉尼亚：不是一回事，不是一回事。"坏家伙"就像是一个总是被别人用手指指着的人。让我描述我所感受到的凯西的情况，好吗？你们都站起来，把手指向你的爸爸，好吗？站起来，照着做。所有人站起来，用手指着爸爸。（每个人都站了起来，伸出一个手指指着凯西）如果他愿意感受他的内心，他会感到，每个人都认为"我是个坏家伙。"这是你所感受到的吗？

凯西：是的。

76. 维吉尼亚：现在，看着这些手指一分钟，把手指向你们的爸爸。更强烈一些，科比，看着这些手指。凯西，你能告诉这些人，对于被这些手指指着，你的感受是怎样的吗？

凯西：是的，我不喜欢这样。

77. 维吉尼亚：这是你所不喜欢的。你愿意说说你喜欢的是什么吗？

凯西：我更喜欢——我感到，如果每个人不是像这样把我当靶子指着，而是跑过来抓着我，然后说，"好的，爸爸，让我们谈一谈。"（转向科比）就像有时候你做的那样。

贝蒂：他不是抓着你。他是抓你的胸毛。

凯西：嗯，那是我的感受。我觉得很多时候你的脾气会突然爆发，其实当时没有必要如此。你们都是这样，我也是。

维吉尼亚：我感到这里有一个另外的信息片断，当你们用手指指着他的时候——凯西——"当你们用手指着我的时候，我的内心感受到许多不好的情绪。"是这样吗？

凯西：这让我很愤怒。

75. 在这个情况下，维吉尼亚坚持让全体家庭成员站起来，通过改变注视的水平使得指责信息更加强烈。

76. 维吉尼亚：迄今为止，我所做的是重新界定愤怒的意义。使替罪羊的意义逐渐淡去，我开始增加这样的可能性，可以存在亲密关系，同时愤怒也有它的位置。当家庭成员逐渐意识到新的可能性，他们就能够进入一些领域，这些领域在以往是被认为有威胁性的。在这种情况下，当所有的手指都指向凯西时，他没有采取防御措施。

77. 就像她在早些时候与贝蒂和苏茜的互动中（评论27、28），维吉尼亚在教给凯西和其他成员如何提出自己的要求。

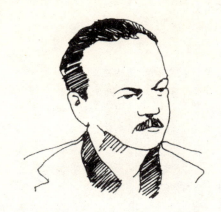

78．维吉尼亚：你意识到，不好的情绪来了，然后愤怒产生了？

　　凯西：我意识到强烈的愤怒。我对不好的情绪的防御机制……

　　维吉尼亚：好的。

　　凯西：……就是愤怒。

　　维吉尼亚：好的。（转向丽莎，她靠在妈妈身边）现在你能让妈妈靠近爸爸一些吗？玛吉，当你哭的时候，丽莎会靠近你，你的感受是什么？

　　玛吉：感觉很好。

79．维吉尼亚：你能告诉她吗？

　　玛吉（看着丽莎）：我感觉很好，很安全。

80．维吉尼亚：现在，此刻，你离凯西的位置有这么远。（维吉尼亚伸出手，她坐在他们俩之间）凯西，你离玛吉也是这么远。你们对于自己现在坐的位置有什么感受？

　　玛吉：我觉得不太好。

　　维吉尼亚：嗯。

　　玛吉（指着凯西，大笑）：我想坐在那边。

　　维吉尼亚：好的。现在，你让自己知道，你不愿意坐在现在这个位置。你想在另外一个位置上。好的。如果你让自己坐在想坐的地方，你会坐在哪儿？

　　玛吉（没有动）：就在他旁边。

　　维吉尼亚：在他旁边哪个位置？

　　玛吉（仍然没有动）：他左边。

78. 维吉尼亚：我认为，愤怒是对伤害的反应。如果人们不能接触到自己的伤害，他们就不会在其上形成联系。在这个家庭中，所有的防御都被转化成愤怒，结果没有人谈论他们真正的感受。在我的经验中，受伤总是先于愤怒，愤怒是人们最常用来保护自尊的方式。表达"我受到了伤害"比表达"我很愤怒"要难。

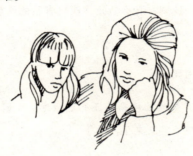

79. 维吉尼亚：我意识到，让玛吉清楚地表达她的感受很重要，一方面可以提高丽莎的自尊，另外也为其他家庭成员树立了榜样，即如何说出他们真正的感受。此时，玛吉对女儿做出这样的表达，要比对丈夫表达同样的感受容易。

80. 维吉尼亚：看，在打破表达消极情绪的禁忌之后，现在我能够开始发展亲密关系。亲密关系不会建立在愤怒上，人们只有让受到伤害的感受表达出来，才能发展亲密关系。愤怒让人们彼此远离，表达受伤的感受会产生亲密感。这里的每一个人都感到被伤害了。

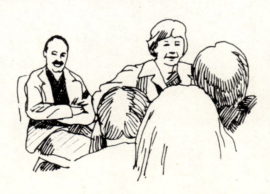

81．维吉尼亚：你想在他旁边。好的。你要告诉我的是，你想和凯西近一些。
是这样吗？（玛吉点了点头）至少在这里你可以做到这一点，你可以移
动，从而可以碰到他的膝盖或者手。

玛吉：好的。

82．维吉尼亚：好的。此刻，什么阻止你实现自己的愿望？

玛吉：固执。

维吉尼亚：谁的固执？

83．玛吉：我的……（短暂的停顿）还有被拒绝。（凯西摇头，不自觉地在
笑。他看起来在想，"又来了。"）

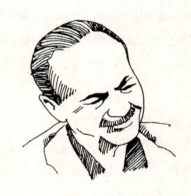

81. 维吉尼亚：基于众多线索，我确信会得到玛吉积极的反应。我的问题不是她是否想靠近凯西，而是什么阻止她达成她的心愿。实际上，她说自己想坐得离凯西近一些，然而却一直没动。尽管我认为移动到离凯西近一些的位置对她来说很重要，但是我不想进行得太快，因为此时我还不能采取所有必要的步骤。

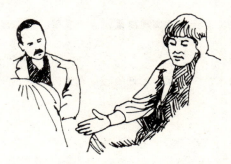

82. 维吉尼亚：对我来说重要的信息是玛吉回答的"固执"，玛吉认识到阻止她的愿望的是自己，不全是凯西的错。

   评论：尽管当处在一个有意义的互动中的时候，维吉尼亚并不会反对处理紧急状况（参考第49条评论），但是，在这里她还是决定沿着主线继续下去，不去关注其他。对维吉尼亚而言，重要的不是反应的内容，而是玛吉承认为自己的行为负责的过程。

83. 我们可以推测，玛吉在说"还有被拒绝"之前的犹豫，表明在自然的、习惯化的"固执"反应之后，她在冒险进入一个自己更加防御的领域。

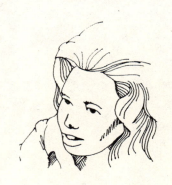

84. 维吉尼亚：好的，现在等一下。（凯西摇头，一副不相信的表情，笑着）我打算这样做，现在（维吉尼亚将椅子挪到玛吉面前，使她看不到凯西。同时，维吉尼亚把右手放到背后，使它接触凯西的膝盖）因为我希望我们有所联系。你有一个愿望，你的愿望是……你知道，我是有意这样做的（指出她挡住了凯西这个事实）嗯，你的愿望是和他接触。

玛吉：嗯。我没有让自己实现愿望，因为我很固执，因为我被他拒绝。

维吉尼亚（大笑，玛吉也笑了）：好的。在你给自己如此多理由之前，让我们给正确的事情一些理由。好的。你有你的愿望。

玛吉：嗯。

维吉尼亚：好的。然后你阻止了自己。

玛吉：嗯。

维吉尼亚：好的。然后你对自己说，我阻止我自己，这样我就不会受到伤害。

玛吉：是这样的。

维吉尼亚：好的。你愿意冒着受伤的风险，现在实现你的愿望吗？

玛吉：愿意。（笑）

维吉尼亚：现在我想知道你是否已经准备好冒这个险了。

玛吉：准备好了。

84. 维吉尼亚：此刻，我想在夫妇之间移动，我希望她将注意力集中在我，而不是凯西身上。因为我打算深入探讨固执和对拒绝的恐惧。在这对夫妇间，如果我不让自己坐在凯西的正前方，他会激起她的一些情绪，这种情绪会阻止她进入自己的内心深处，而只有进入内心深处，她才能处理这种固执和拒绝。同时，我的右手在告诉凯西，虽然我背对着他，但是我仍在关注他。就好像我的手在对凯西说，"我走向她，但是我没有离开你。"

评论：这是维吉尼亚非常漂亮的婚姻治疗艺术的展现。治疗师一直面对的一个困难是保证在关注夫妇中的一方时，另一方不会感到被忽视，或者不会感到治疗师和他的配偶站在了一条战线上。

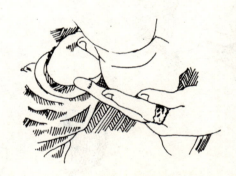

85．维吉尼亚：现在意味着你也愿意接受拒绝。如果被拒绝的话……

玛吉：嗯……

维吉尼亚：……你不会因为被别人拒绝就崩溃。也许你以前是这样的，但是现在不必了。好吗？

玛吉：嗯……

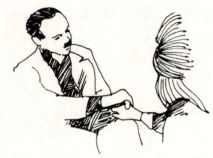

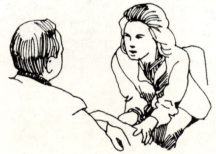

85. 维吉尼亚：这是治疗中非常重要的一部分。可能很容易建立这样一种情境，在这个情境中，你可以强化这个想法，即每次人们想要的东西都能得到。不是这样的。能够说出自己的需求，然后倾听对方的回答是最重要的。因此，我不能保证她向凯西提出要求，凯西就会同意，因为那不现实。但是她可以提出要求，然后看看会发生什么。此刻的风险就是遭到凯西的拒绝。当你还小的时候，你会认为拒绝等于"我不爱你了"。当你真正成熟了，就能够区分两者的差异。

这里有一条隐含信息，她已经做出了一些改变。我试图根据刚刚发生的一些事情来确认她已经有所改变。此刻，玛吉已经同意，她愿意承担受伤的风险。我知道，现在她认识到自己不会因为一个否定的回答而死掉。

评论：如果人们希望建立有意义的关系，那么能够看出"不"在拒绝之外的一些含义非常重要。只要人们将"不"等同于拒绝，他们就不太可能为自己向别人提出要求。

86. 维吉尼亚：因此，如果你将你的愿望付诸实施——去做，看看会发生什么。（玛吉前倾，接触凯西的膝盖）你现在正在做的事情——如果你坐过去，可以更容易做到。

玛吉：好的。这样就不用使劲伸着了。（玛吉现在坐在凯西对面，离他很近，触摸他的膝盖，对他微笑）

维吉尼亚：现在，我注意到一些事情。注意到当你这样做的时候，发生了什么事。发生了什么？

玛吉：他有些退缩。

维吉尼亚：这是你看到的吗？

玛吉：也许他不太清楚如何处理。

维吉尼亚：我看到一些动作，但是我不知道是什么意思。你可以问凯西，他认为自己做了什么。我看到他开始向前移动了一些，然后又后退了一些。（看着凯西）你是这样移动的吗？

凯西：嗯。

维吉尼亚：好的。玛吉冒险实践自己的愿望，靠近了你，你的感受是什么？

凯西：奇怪。

维吉尼亚：好的。这是一个新现象。

87. 维吉尼亚：现在，你已经克服了奇怪的感觉，她坐在这儿，你的感受如何？

凯西：似曾相识。

维吉尼亚：这是什么意思……？

凯西：嗯，感觉很好。

86. 维吉尼亚：当我鼓励玛吉移动的时候，我相信她会遵从我的指导，不是因为她愿意服从我，而是我听到了她内心的声音。我所做的就是为那想喷薄而出的部分提供支持和鼓励。我想强调的是，这不是一项技术，而是一个类似于分娩的过程，在这个过程中，你遵循着宫缩的规律，鼓励妈妈用力把孩子生出来。这就像新的可能性在诞生。当我让人们做一些事情的时候，不是因为我对他们使用一个技术，而是因为我预料到会发生什么事情，并且明了正在发生的事情。因此，当我要求他们做一些事的时候，它也符合他们内心的需要。这就是当我要求人们做一些事情的时候，他们几乎不会拒绝我的原因。

评论：维吉尼亚提出的这一点非常重要。因为已经建立了信任关系，人们可能确实会认为，玛吉服从了维吉尼亚，她急于做维吉尼亚要求她做的事情。如果这是事实，如果维吉尼亚的要求不是响应了玛吉内心深沉的愿望，玛吉就是被操纵了。如果真是这样，由于在治疗师面前她没有能力控制自己的行为，她会丧失部分自尊。

87. 维吉尼亚：尽管凯西在回答时使用了"奇怪"这个词，但我可以判断出他是放松的，我们不必关注这个反应，可以向下进行。

评论：在最后几次互动中，维吉尼亚已经谨慎地监控玛吉接近凯西的行动，她的直觉是玛吉希望接近凯西，维吉尼亚验证了这个直觉是正确的。（维吉尼亚不断地检验自己的直觉，如果这些直觉不对，她也总是乐于放弃）现在，同样重要的是考察凯西的感受。

维吉尼亚：我希望你能告诉她这些。

凯西：感觉很好。就像一个温暖、模糊的……

88. 维吉尼亚：你对此有何感受？

玛吉：我不同意他的说法。

维吉尼亚：你不同意什么？

玛吉：无论什么时候我靠近他——

89. 维吉尼亚：等一下，我们讨论的是此时此地。

玛吉：是的，我同意。

维吉尼亚：现在，我希望你看着我，并且仔细地听。你们有很多过去——我知道有很多过去，我不知道具体是什么，但是我认为，人们常常看不到就在他们眼前的事物，因为它们被你的预期掩盖了，你刚才几乎就这样做了。你同意我的说法吗？

玛吉：嗯。

90. 维吉尼亚：好的，现在我希望你看着凯西，用你的手感觉他的皮肤，告诉我你的感觉。（凯西微笑着）

玛吉：温暖的。

维吉尼亚：好的。告诉他你的感觉，因为他就在这里。我已经都知道了。

玛吉（看着凯西的眼睛）：你很温暖和柔软。感觉很好。

91. 维吉尼亚：现在，你的感觉是什么？告诉凯西，现在的。

玛吉：感觉良好并且完满。

维吉尼亚：你听到这些的感受呢？

凯西：好极了。

88. 在最后两次互动中，凯西的声音温柔、放松、充满爱意，玛吉聆听凯西话语时的面部表情一开始也是放松、开放的；然后她抬起了眉毛。注意，维吉尼亚慢慢地进行着，一步步地考察。

89. 维吉尼亚没有告诉玛吉她又回到了旧的循环中，她也没有试图解释这个反复。她只是将玛吉带回到当前情境中。

90. 维吉尼亚式教育治疗方法的一个重要部分是培养人们运用自己的判断力。在工作坊或者治疗中，她经常使用沟通练习，在练习中，人们有机会练习使用自己看、听和接触的能力。通常，大多数人欠缺在这些方面的教育。

     为了帮助玛吉处理当前状况，维吉尼亚建议她用自己的手来看和感受。凯西的表情显示，当前发生的事情激起了他幸福的回忆。

91. 首先，维吉尼亚考察这些感受。然后她考察对这些感受的感受，这是更深层的探索。大多数人可以表达第一个层次的感受（我感到）。但通常不会触及第二个层次（我对自己的感受的感受如何），然而它是个体自尊的重要部分。如果第二个层次的感受是接纳的，我就可以确认自己的体验。如果它是拒绝的，我就会否认自己的体验。维吉尼亚通过要求玛吉和凯西分享她第二层次的感受，使玛吉超越了对自己内心的检验。

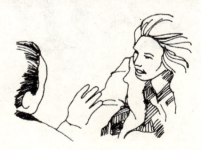

维吉尼亚：你知道，我注意到一些事情，我在想……当玛吉说话的时候，你的目光有点儿转向一边。你意识到是什么在分你的心吗？

凯西：是的，我意识到是什么让我分心了。我也在听她说话，孩子们让我分神了。

92. 科比（大笑）：这正是我说过的。他在听她说，并且看着她（指着贝蒂）。（科比的话似乎逗乐了凯西。父子俩微笑地看着彼此）

维吉尼亚：好的，现在。也许我们以后再谈这件事情。现在，我发现一个事实，就是父母对你们这些孩子都给予了非常多的关注和关心。但是，我

93. 认为不用总是给予这么多关注。现在，科比、丽莎、露西和苏茜，如果爸爸需要的话，你们愿意让他看着你们吗？

贝蒂：我不在乎。这不会打扰我。

维吉尼亚：好的。嗯，这也许很好，因为这对大家来说是一个新的信息，即感到没有必要关注每一个人。当凯西看着那边的时候，他不是在听你说话，你已经得到了这个信息。这种情况是可能发生的。

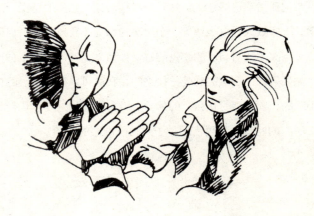

92. 维吉尼亚：你们还记得吗，科比曾经提到过爸爸是如何听妈妈说话，并且将注意力转移到其他地方。现在又涉及到这个问题，那时我没有做出处理，只是听着。现在科比参与进来，并对我说："看，这是我以往观察到的事情的一个范例。"这是一个非常生动的例子，在家庭治疗中，没有任何事情是随机的、没有关联的，也许只是看起来是孤立的，其实每件事情都是联系在一起的。当你发现这些联系，它就像编织变得顺畅。现在我们正在将这些信息整合到一起。

93. 就像其他许多家庭一样，父母对孩子的关心经常是通过指责、讽刺以及其他消极信息来表达的。

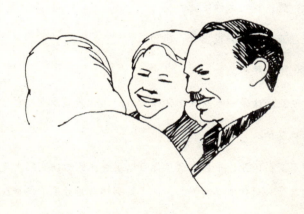

94．（转向凯西）但是，这不是它在你内心里的方式。

凯西：它不是。

维吉尼亚：现在，我在想，你是否可以用手做些什么，来满足玛吉的需要。

凯西（向前倾斜）：当然可以。

维吉尼亚：现在，当这些发生的时候，当凯西向你靠近的时候，像这样，你的感受如何？

玛吉：一种兴奋的感觉。

维吉尼亚：兴奋的。把这种感觉告诉他。"你让我兴奋。"

玛吉（看着凯西）：你让我感到兴奋。我感到很兴奋。

凯西：好的。

维吉尼亚：你的感受如何？

凯西：嗯，我不太确定。

95．维吉尼亚：好的，说出来，凯西。

凯西：感觉很棒。

96．维吉尼亚：这是一个新的想法吗？你对其他人是有影响的？

凯西：是的。

97．维吉尼亚：因此，也许在这里你可以了解你的影响实际上是什么。你已经听到其他人对你咆哮的抱怨，你了解那样做的后果。但是还有许多其他不同的影响，此时就是一个，你也了解了这个影响。凯西，如果你愿意，我希望你对玛吉说出你对她的期望——不管什么方面，希望她做出的改变。

凯西：希望她停止攻击我。我指的是——亲爱的，我们是一种敌对的关系，当你想要我的关注时，实际上你是在推开我。

94. 维吉尼亚：我没有对他说，"你应该用不同的方式来表达。"我仅仅在考察他的动机。如果我治疗他们的时间足够长的话，后面也许会让他们使用不同的方式，但是那不是我现在要做的。我也将在过去是麻烦的导火索的信息重新塑造为一个评论或关心。

评论：如果家庭成员喜欢不同的线索通道，他们经常会产生误解。在当前情境中，玛吉更多地依靠视觉线索，凯西则更多地依靠动作线索。因此，玛吉常常根据她的视觉信息，感到凯西没有注意她说什么，因为当她说话的时候，凯西没有看着她。

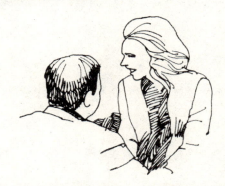

95. 维吉尼亚：这个声音在说，走进去看一看是安全的。

96. 注意，维吉尼亚使用每一个机会来提升个体的自尊。

97. 维吉尼亚再一次做出积极的强调。她没有询问凯西与玛吉之间的问题，而是问他希望玛吉有什么改变。

98. 维吉尼亚：我了解，你是从非常多的切身体验的整体出发来讲述的，它不是很具体，但是你可以具体一些。用一个具体情境来说明你希望玛吉怎样对待你。

凯西：好的。就像当你和孩子们想去公园，或者当你想和孩子们去公园的时候。看，亲爱的，就是现在这样。眼皮一挑，这样的面孔——头向后扬起，你在防御。我可以立即在你身上辨认出来。

99. 维吉尼亚：现在，让我们来分析一下。你看，这可能是事实，也可能不是。当凯西开始谈起这个特定情境的时候，你的感受是什么？你可以和凯西分享一下。

100. 玛吉：感到受伤。

维吉尼亚：受伤。好的。现在，你能说一下这个伤害和什么有关吗？

玛吉：和家庭。

维吉尼亚：不，我是指此时，就在这里。

玛吉：我感到受伤。情感上，我感到受伤。

维吉尼亚：是什么让你感到受伤？

玛吉：因为家里没有爸爸。

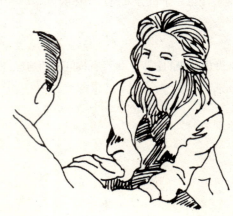

98. 注意，通过拒绝处理凯西概括性的反应，维吉尼亚远离了抽象的内容。通过让凯西具体地陈述，她将问题缩小到可以处理的程度。当然，这是基于一个信念，即如果特定问题可以被处理，学习就可以扩展到凯西感到被攻击的其他情境中。

99. 维吉尼亚没有关注凯西对玛吉面部表情的解释。就像前面对凯西的处理（评论81）的一样，她在检验当凯西提到这个具体情境的时候，玛吉的感受是否也是如此。

100. 我们可以想到有关玛吉的反应的三个解释。一是凯西也许总是误解这个特定的面部表情，因此每次她感到受伤的时候，他都认为她在防御。二是玛吉使用这个面部表情来表达许多不同的消极情绪。最后也最有可能的是，由于参加这次咨询，玛吉已经将防御降低，现在她开始能够接触到受伤的感受，以往她通常是用防御方式来掩盖这种感受的。

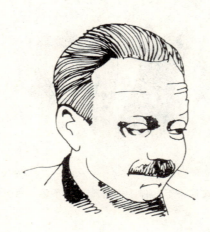

101. 维吉尼亚：现在等一下。（拉长这句话）等一下。请原谅，你现在又回到过去的历史中了。我希望回到目前的话题上。刚才，我问凯西，他希望你有些什么改变。是这样吧？他提到一些非常概括的事情，我让他具体一些。现在，凯西批评了你的一些方面，让你感到受伤，是这样吗？

玛吉：是的。

维吉尼亚：现在很重要的一点，你能够接受批评吗？

玛吉：是的，我能。

维吉尼亚：好的。

玛吉：是的。

凯西：不，你不能接受批评。

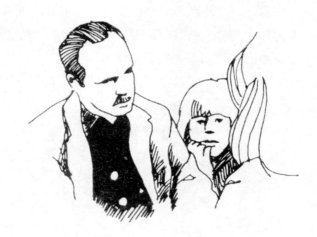

102. 维吉尼亚：现在等一下，你不能对她说她不能。你只能说你觉得她不能。这点很重要。

（对玛吉说）你能够接受批评吗？考虑一下。这与接受指责不同。你能接受批评吗？

101. 维吉尼亚：这一点很典型。我在努力寻找正在发生的过程，然而玛吉在处理内容，她回忆起了当凯西没有如她所愿的时候的一些场景。现在，我可以进一步讨论所有这些，但对玛吉来说重要的一点是要明确一个事实，这一刻的伤害是由于凯西批评了她。我在详细探讨她容易受伤的特质。

评论：注意，很多时候维吉尼亚都需要将玛吉从过去的问题中带出来，使她回到当前情境中。维吉尼亚的目的是帮助家庭和每个家庭成员学习应对过程，而不是某个特定的问题。当维吉尼亚将注意力集中于一个特定问题时，不是因为她认为这个特定问题比其他问题需要优先解决，而是由于这个问题越早表述出来，解决它的过程就越容易迁移到对其他问题的解决过程中。

玛吉在应对上的困难之一是，她倾向于依靠自己记忆中的内容，而不是当前的现实情境。尤其是当她和凯西互动时。只要玛吉不能相信当前正在发生的情况多于她记忆中的内容，那么她将不能改善与凯西的关系。

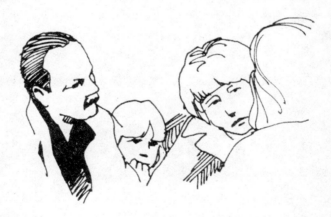

102. 这两种说话方式有着非常重要的差别。凯西对玛吉的陈述基于他对自己看到、听到或者感受到的解释。他把这种解释陈述得好像事实一样，从而将自己的想法强加在玛吉可能有的多种体验之上。

103. 玛吉：什么样的？

维吉尼亚：你能听取凯西的批评吗？（她点头）但你现在愿意接受吗？

玛吉：不愿意。

维吉尼亚：是什么阻止你接受凯西的批评？此时此刻。

104. 玛吉：交流。

维吉尼亚：不，那不……

玛吉：我在努力，嗯，我试图理解凯西，我让着他，但是我没有看到凯西对我的理解。

维吉尼亚：也许你可以对此做一些事。现在我需要知道的是，你是否愿意承担接受批评的风险。那不是指接受指责。

玛吉：是的。

维吉尼亚：好吗？

玛吉：好的。

维吉尼亚：那么我们能够听进去批评，并且我们能够理解和接受它。

玛吉：好的。

维吉尼亚（转向凯西）：此时此刻，当玛吉说她可以接受的时候，你相信她吗？

凯西（用力摇头）：不信。

105. 维吉尼亚：你不相信她？现在我们有个问题，你对不被信任的感受是什么？你对自己不信任她的感受又是什么？你们可以对此做些什么？

玛吉（长时间的停顿）：更多的交谈。让他知道你支持他，你相信他。

维吉尼亚：让我们来试试。（对他们俩说）你们的双腿都交叉着，你们愿

103. 批评是对其他人的某个行为的负面评价。它只是控诉这个行为，然而指责是将过错或者失误的责任施加于行为实施者身上。批评是诚实的反馈，它认同了其他人，而指责则是一种攻击。

　　但是，必须指出的是，发出者和接受者经常会混淆批评和指责。行为发出者可能认为自己是在批评，而实质上他是在指责。通常，言语上也许不是在批评，而往往非言语信息却表现出指责。另一方面，一个不成熟的接受者也许在听到批评的时候，会感到被指责了。

104. 注意此时维吉尼亚坚持让玛吉保持在当前情境中。

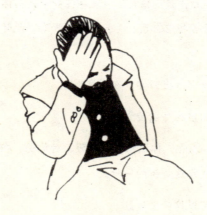

105. 维吉尼亚处理不信任的过程，而非不信任的内容。

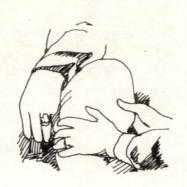

意放下它们吗？你们愿意靠近一些，让膝盖相互接触，并且握着对方的手吗？

106. 凯西（笑）：怎样接触？

维吉尼亚：这是有趣的事情之一，不是吗？

凯西：确实是。

维吉尼亚：昨天我们也尝试了一件这类事情，有些人甚至坐不住了。

好的，无论如何，现在我只是希望你们在这里能够相互触摸到对方，因为我们现在的主题涉及到信任。我现在想知道，当你说自己在此刻可以接受批评时，你是否相信自己。（长时间的沉默，此时凯西和玛吉保持目光接触）

107. 维吉尼亚：凯西没有做出回答，你愿意吗？

玛吉：是的，我相信我可以接受批评。

维吉尼亚：好的。现在，你愿意看着凯西，对他说，在这一刻你是否感到可以接受批评。我想这是新的一步。

玛吉：凯西，我可以接受批评。

维吉尼亚：此刻你相信这句话吗？

凯西：嗯。

108. 维吉尼亚：好的，刚才，你看到和听到的哪些部分让你不相信玛吉的话？

凯西：她眼睛里的神色。脸上的假笑。身体语言。当她说自己可以接受批评的时候，在我看来存在双重信息，我从她脸上得到的信息是……

109. 维吉尼亚：好的，你愿意冒一下险，接受她所表达的意思吗？

凯西：当然可以。

106. 随着他们的相互接触，由于静电，凯西和玛吉体验到一种电击。接下来的两次互动是提到了前一天在工作坊中发生的事件。

107. 玛吉有所预期，这给维吉尼亚一个线索，即玛吉试图以凯西的反应来界定自己。为了建立良好的自我价值感，对于玛吉很重要的一点是（并且对任何人都是如此），用自己内心深处的答案来界定自己。

108. 维吉尼亚：我正在将凯西的回答限制在他所看到的情况上。

109. 维吉尼亚：我不知道凯西对玛吉身体语言的解释是否符合玛吉内心的现实情况。通过让凯西尝试接受玛吉所说的"我可以接受批评"，我帮助他抛开以往的成见。

　　评论：维吉尼亚在处理凯西不信任的过程，而不是处理其不信任的内容。有趣的是，我们发现保持处理过程有时看起来导致治疗步调非常慢（例如，第86、89和91条评论所基于的互动），而在另一些时候它却加速了治疗的步调。此刻，维吉尼亚认为，处理整个过程要比找出凯西不信任的原因更为重要。

维吉尼亚：好的。那么，你愿意告诉她，你接受了她所表达的意思吗？

凯西：好的。此刻我接受你要表达的意思。

维吉尼亚：现在你愿意给她描述一下具体的情境吗？

凯西：好的。当你希望我带着孩子们外出去海滩或者公园的时候，你所选择的时候都是我在学习的时候。不是学习一本书，或者两本书，或者一两个科目的时候，而是当我快要期中、期末考试的时候，我不得不拒绝。还有一次，你希望我带孩子外出，我这样做了，那时我刚忙完了学校一周的功课，感到非常疲劳。就像三天前我的感受一样，期中考试和完成所有的作业之后，我睡了两天。当我累的时候，我喜欢躺下来睡觉。不是我不愿意和全家一起外出。

玛吉（受伤害的声调）：你什么时候出去过？

凯西：我没有时间。

110. 维吉尼亚：我想要稍微引导一下。你听到凯西在说什么？

玛吉：听到他很抑郁。他很疲劳，他累坏了。他筋疲力尽了。这就是凯西想要表达的。

维吉尼亚：好的。（对凯西说）现在，我想知道，这些是否是你想对玛吉说的。

凯西：不是。她挑选的时间不合时宜。可以选择其他时间来做这些事情。三个礼拜前我整个周末都有时间，但是我们没有去任何地方。

维吉尼亚：好的。（对玛吉说）你能告诉凯西，你此刻听到他说了什么吗？

玛吉：每当他放假的时候，我们那个周末就不会去任何地方。

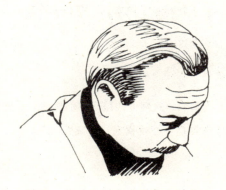

110. 维吉尼亚：我认识到他们多么轻而易举就激活和回到了旧的指责模式。我想避免此类情况的发生，当他们关注于看和听此刻正在发生的事情时，我希望他们能够认识到自己可以做一些与以往不同的事情。这是我说我想要引导互动过程的原因。

评论：维吉尼亚避免脱口而出诸如"看，你们正在老生常谈"这样的话，他们对这类评论的反应会是"我很抱歉，我又做错事情了"。与其眼睁睁地看着他们一次又一次掉入老陷阱，倒不如维吉尼亚引导他们的谈话。

111. 维吉尼亚：好的。现在我在想，刚才，当你听到这些之后，你的感受是什么？

玛吉：嗯，受伤。对于我和孩子们来说，是伤害。因为他们没有父亲。

凯西：您看，我们总是这样。

玛吉：他现在在这里，但是他……

维吉尼亚：等等。你们看，这种方式阻碍你们交流。我听到你说，你希望做出某些努力来改变你们的交流模式，对吧？

玛吉：是的。

112. 维吉尼亚：我知道，回到原来的沟通模式是多么具有诱惑力。你们俩都具有很强的概括能力。昨天，当你们玩游戏时，你们表现得非常好——"你从来不做"，"你总是这样做"，你还记得吗？顺便问一下，我们昨天玩

113. 这些游戏的时候，你了解最多的是关于什么？指责、讨好、超理智、打岔，你最熟悉的是这些词汇中的哪一个？

玛吉：……落到地上〔作为讨好者〕。

维吉尼亚：落到地上？

玛吉：是的。

维吉尼亚（对凯西说）：你发现了什么？

凯西：我昨天对我的家人说，我感觉最好和最舒服的是超理智。

111. 这种轮流表达提供了一个非常好的观察机会，即维吉尼亚是如何通过两人的言语交流来考察接受和发出的信息的：首先，考察凯西是否正确地听到了；其次，让玛吉重复她所听到的；最后，考察玛吉对所听到的信息有何感受。

112. 维吉尼亚：在此我们进入一个僵局，因为很明显，玛吉很难处理此时此刻的事件。这使我决定改变我的方法，因为只有当玛吉认识到自己正在做的事情的时候，她才会改变她的方式。凯西的认识（"看，我们就是这样"）和我的认识根本帮助不了她。

113. 前面介绍中已经提到过，这次家庭治疗开始于工作坊的第二天。在第一天中，参与者们主要做的是沟通练习，这些练习使他们了解了自己最常使用的一些沟通模式。

114. 维吉尼亚：这些是你们所认识到的两个词汇。好的。我们站起来。（对凯西说）你过来，摆一个超理智的姿势，好吗？非常正确，非常正确。

玛吉（开玩笑）：他在那儿很舒服。

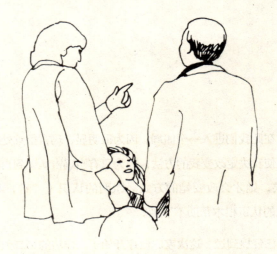

114. 维吉尼亚：我正在处理玛吉和凯西的内部反应，而不是所谓"最适合"他们的反应。我只能以他们内心深处的想法为基础来工作。如果凯西不同意这个描述，即玛吉认为自己是一个讨好者，他认为她是一个指责者，那么我将首先处理玛吉自己的看法，然后问她，她是否愿意成为凯西口中所说的"指责"角色。一旦进入这一情境，我就会问她是否感到对此情此景有些熟悉。这种方式降低了争论谁对谁错的可能性，由于同意参与凯西的描述，玛吉就不会放弃她自己的体验。

　　讨好者、指责者、超理智和打岔者实际上是不固定的。在不同的情境下，或者当不同的人进入互动中，改变就会发生。人们经常意识不到他们是如何发生改变的，因为他们意识到的主要是自己的内部体验，认识到这一点也很重要。指责者和讨好者的内部体验并没有多大不同。在两种情况下，他们都体验到了较低的自我价值感，以及需要防御感知到的危险。这些怎样被转化为行为（指责或者讨好）是可以改变的。

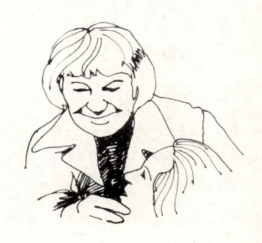

115. 维吉尼亚（用支持的态度抚摸玛吉的脸颊。她在开玩笑，但是传达的信息是严肃的）：现在，你停止讨论他怎么样。我希望你找到你的位置。好的，坐下，亲爱的……我们将这样做……现在，我们已经做好准备。哦，这里，不是那里……是的，但你脚的位置还不对。（维吉尼亚坐到地板

116. 上，帮助玛吉找到自己正确的讨好者的位置）你太僵硬了，坐在那里。好的，这边，这边，心脏那儿（让玛吉将左手放在她的心脏处）。好的，但现在你看，还不太像（进一步纠正位置），就是这样，抬起头来。现在，他看不到你，当然，因为他在看那边。（凯西摆着超理智的姿势站得非常

117. 直）你试图刺激他，让他注意你，好吗？

玛吉（大笑）：好的。

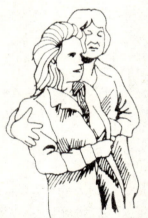

118. 维吉尼亚：好的。那就是你给这把弓弄来的弦。（对凯西说）你看不到她坐在那边，是吗？你不知道她正在做什么。

凯西：几乎看不到。

维吉尼亚：现在，你看你能做的事情已经有一点进展了（抓着凯西的手放在玛吉头上）……拍打、拍打、拍打。

115. 维吉尼亚对玛吉的评论提醒我们所有人，比起关注我们自己的感受和行为，关注周围人的行为让我们更加舒服。

116. 维吉尼亚经常向这些家庭成员示范她希望他们怎么做。由于她的自发性，不关注自己是否给人留下印象，也不关注她自己的"形象"是怎样，因此她能够得到别人极好的合作。这些年，我观看她的治疗，还没有看到任何人会拒绝照她说的去做。

117. 这部分治疗在整个录像中最为活跃（也指第120条评论）。通过让玛吉处于讨好者的位置，凯西处于超理智的位置，维吉尼亚夸大了他们曾经体验过的情境。雕塑的价值在于，它使维吉尼亚能够引发凯西和玛吉所体验到的感受。凯西作为超理智的个体，是如此地深陷于他自己的原则和对世界的理性视角中，以致失去了与人接触的机会，无法意识到他人和自己的感受；玛吉作为讨好者，害怕自信地表达自己的需要和要求，试图通过模糊、迂回的态度来获得关注。

118. 整个治疗和学习过程被置入一个幽默的情境中，使凯西和玛吉认识到他们的行为，而不需要对此进行防御。在许多情境中，幽默可以产生瞬间自发的顿悟，表现为大笑。这种顿悟重新诠释了存于我们记忆中的经验，这种方式使今后类似的经验也会被置于幽默，而不是指责的情境中。

119.（转向玛吉，她正在笑）你曾经这样过吗？感觉到这样吗？好的，你看。好的。这是一方面。然后你做一些其他的事情，（帮助玛吉站起来，用一只手指指着凯西，表示指责）导致你这样做。注视这只手指。

（大笑）

（转向凯西）现在，当那只手指伸出来，我想你的手指也可以伸出来了。

（大笑）

现在，这一幕要结束，你们知道如何结束吗？

玛吉：不知道，怎样结束？

维吉尼亚：对你来说，这个变化是怎么发生的，你如何从这一场景转换到另一个场景去？

玛吉：走开。

维吉尼亚：好的，我想你也是这样做的。你结束这一切的一个方法是转身走开，当你转身走开的时候……

（对凯西说）我将告诉你我对所发生的事情的想象：你坐在地板上（她温柔地引导凯西坐在地板上，进入讨好者的角色），你伏在地板上，将鼻子贴在上面（并且你想着）"她不在乎我。"

（转向玛吉）你不知道这些。我指的是，这对你来说是个全新的想法。孩子们知道，因为他们可以看到。好的。现在你在这里感觉到孤单，是吗？（此刻，玛吉背对着凯西站着，凯西仍然处于讨好者的位置）

玛吉：嗯。

维吉尼亚：因此，现在，如果你不介意的话，我们将夸大一下，当处于下方的时候（玛吉现在坐在地板上；维吉尼亚转向凯西），你感到自己很孤单。你坐下，转身，用四肢在地上爬行。当你看到她过来的时候，站起来，

119. 在这一系列行为中，维吉尼亚是舞台导演，负责将这个情境结构化。她相信这一过程发生在凯西和玛吉关系紧张的时刻，她以这一过程为基础进行干预。在允许玛吉发展其讨好者形象之后，现在维吉尼亚将玛吉导入指责的角色中，根据前面的互动，她知道玛吉正在处于这样一种角色中。

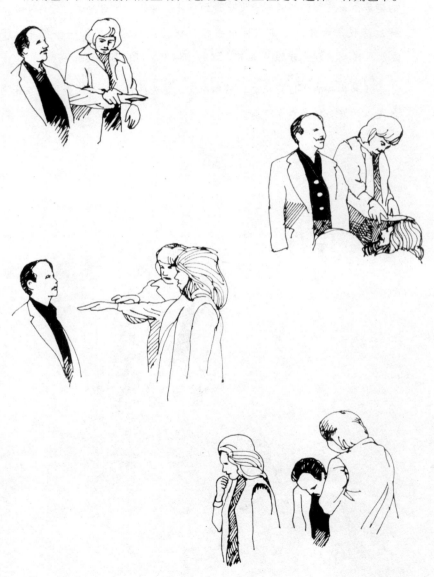

120. 变成超理智。（凯西现在回到他最初的站立位置上）现在，你站在那里一会儿，然后我们来重复所有的过程。

（转向玛吉）你站起来，开始变得很生气（玛吉伸出手指，保持指责的姿势，大笑），想着所有发生过的事情。好的。然后他说："你不要那样对待我，亲爱的（凯西伸出手指，保持指责的姿势）……把手放下来。"（玛吉现在转过身去）。好的，你怎么可以那样对待我？"

（转向玛吉）你走出去，感到内疚，想要些什么。（凯西再一次坐下来进入讨好者的角色）

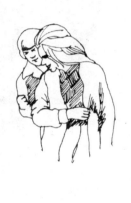

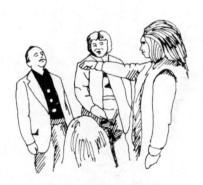

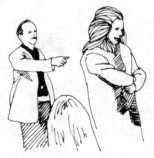

120. 由于缺乏录像资料，这幕舞蹈表演很难理解。这个简短的总结也许可以帮助读者理解。这幕舞蹈表演（动作雕塑）是这样的：

1）玛吉坐在地板上，处于讨好者的位置，面对着处于超理智位置的凯西。

2）维吉尼亚评论玛吉，尽管玛吉处于这个位置，但是她有时还是试图获得凯西的注意。维吉尼亚使凯西认识到，当他处在这个位置上，他无法看到玛吉。

3）然后，维吉尼亚脑海中形成了一个画面，她将这个画面告诉凯西：他有家长式作风，和其他人缺乏接触，是超理智的人，他需要认识到有时人与人之间的接触是非常重要的。

4）维吉尼亚将玛吉置于指责者的位置上，此时，凯西也会成为指责者。

5）维吉尼亚考察当凯西反过来也进行指责的时候，玛吉的反应。

6）玛吉说，当这些发生的时候，她会走开。然后维吉尼亚假设当这些发生的时候，凯西进入讨好者的角色。

7）然后，维吉尼亚使玛吉认识到一个事实，由于她转过身去，所以她不知道凯西感到被拒绝——"她（玛吉）不在乎我。"

8）然后玛吉感到孤独，希望有交流，通过让玛吉在讨好者的位置上接近凯西，维吉尼亚结束了这场舞蹈表演的第一幕。这马上使凯西想起，男人不应该表现出脆弱，他回到了超理智的角色当中。

9）第二幕是对第一幕的重复。

121.（转向凯西）缓慢地前行……然后你不能忍受那样，站起来吧。

凯西（大笑）：这使人筋疲力尽。

维吉尼亚（大笑）：当然会让人筋疲力尽。（对玛吉说）好的，好的。你在跟着我做吗？

玛吉：嗯。

维吉尼亚：好的。现在，你注意到，在这儿你不可能遇到他。但是让我指给你看——再坐下来，让我指给你一点技巧。（玛吉坐下来处于讨好者的位置）你看，移近一些了。再近一点。现在，如果你再移近一些，你可以将自己的脚趾放在他的脚趾上面。你可以像这样来骚扰他。

玛吉：哦，是的。

维吉尼亚：并且，你可以像这样整个摔倒在他身上，你看。你可以完全躺在他身上。非常好，你可以这样做。

玛吉（大笑）：我可以这样，撞得他失去平衡吗？

维吉尼亚（严肃的）：你可以的，因为如果他打算保持那种姿势，那么他就要做一件事情：他不能被撞得失去平衡。看你是否能撞得他失去平衡，看你怎么做。（凯西挪到一边去了）

（大笑）

很好。你看。好的，现在你处于一个很有趣的位置了。

玛吉：是的。

维吉尼亚：这里还有一条信息。你们怎样使彼此失去平衡呢？好的。

122.你怎么想？（维吉尼亚让凯西和玛吉站起来，用手指着对方，相互指责）在这个情境中，内心流着泪，外在却表现为非常恶劣的言语。

玛吉：是的。

121. 舞蹈表演胜过千言万语。如果用言语来代替这种表演，那么玛吉和凯西表达的含义就会出现许多误解。需要花费时间来修正各自表达的含义。表演是一组有机的信息，会对每个人的感受或者行为准确性给予不断的反馈。

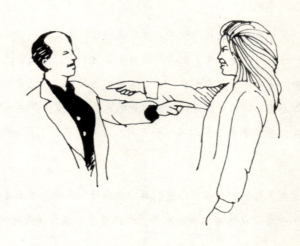

122. 维吉尼亚：在此我试图首先找出他们的互动模式。我让他们看到，他们不是无助的，他们可以有所选择。我也在强化我先前的陈述，即当人们不知道如何接近的时候，他们就会打架。我也指出，代价是惨重的，外在的恶劣言语不能避免内心的伤害和眼泪。这是人们在家庭中需要建立的重要联系：显然，外部信息和内心感受经常是不同的。

维吉尼亚：好了吗？

玛吉：嗯。

维吉尼亚：好的，好的。

玛吉：正确。

维吉尼亚：现在，让我们回去，看看我们可以多发现一些什么。（凯西，玛吉和维吉尼亚坐下来。维吉尼亚对玛吉说）看，向上看，你看不到他。

123. 向下看，他看不到你在哪里，当你这样（指着），你也看不到。因此，当我问你是否可以接受批评时，我的意思是，你会接受我的意见吗？你听到

124. 了正在发生的事情吗？你可以听到吗？（对凯西说）你能吗？

凯西：嗯。

维吉尼亚：好的。现在，让我们再一次回过头来看。（玛吉和凯西面对面坐下）现在，我想要你告诉玛吉，你愿意告诉她你什么时候有空吗？

凯西：我可以告诉你，当我有空的时候，我可以和全家一起出游。

玛吉：我接受。

维吉尼亚：好的。现在，你们正在就某事达成一个协议。凯西将告诉你，他什么时候有空，你已经同意接受。这是一部分。好的，你愿意问问凯西，当你希望他能够参与某些活动的时候，他是否愿意听你讲话？

125. 玛吉：凯西，每当我问你我们是否可以外出的时候，你愿意听我说吗？

凯西：好的。

维吉尼亚（对玛吉说）：现在你们已经达成了两个协议，如果你们执行它的话，你们的生活将会有很大的不同，因为凯西会告诉你他什么时候有空。这并不意味着你应该总是有空，但你可以告诉他何时有空。这是一个开始。你已经告诉他，当你有空的时候你愿意告诉他，你会听他讲话。这

123. 整个舞蹈表演使这一点变得非常明显，即当双方使用不一致的交流姿势时，任何人都不可能有效地交流。

124. 维吉尼亚：此刻，我将可以接受指责转化为接受批评，接受教育。

　　　评论：经过一段长长的迂回，维吉尼亚回到她先前努力要表达的观点上。她一直保持着治疗的重点，即使看起来她进入了另一个方向。

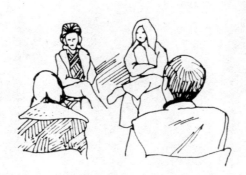

125. 维吉尼亚耐心地引导凯西和玛吉的互动。互动的内容并不重要，重要的是凯西和玛吉学习如何更加有效地交流。此时治疗和教育再一次同时出现，如果缺乏技巧，单是良好的愿望不会达到良好的沟通。

126. 不是说事情到此为止。它只是意味着你们告诉了彼此，你们可以从这里开始做些事情。你们理解我所说的吗？

玛吉：嗯。

维吉尼亚：重要的是，你们每个人都要让对方知道。但是，这不是指对方有此义务。只是指你可以从这里开始改变。

126. 再次强调"是"和"否"这两个词的使用。这两个词只有在当前的互动中使用，而不是在那些愉快的（pleasing）、爱恋的（loving）或者不愉快的（displeasing）、拒绝的（rejecting）的情境中使用时，在一段关系中才会产生真正的交流。

总结

我选择治疗这个家庭的目的有两个。第一，向专业的观众示范一次访谈看起来、听起来和感受起来是什么样的，旨在深化他们对家庭治疗过程的理解，以及观察我是如何对家庭进行干预的。第二，为这个家庭提供一次经验，通过这次访谈来提高家庭成员处理问题的能力。

在理论上，我所从事的治疗工作是扩展、改变和重塑个体应对其他人，以及其自身的方式，从而个体可以用更健康、更相关的方式来处理自己的问题，我一直用这一理论指导自己的治疗工作。问题本身不再是关键；个体的应对能力才是所要关注的问题。应对方式是自我价值感和家庭系统规则的产物，并且受到外界环境的影响。

个体应对方式上的不足是低自尊的产物，表现为破坏性的防御机制，表里不一的表达模式和僵化、不灵活的规则，这些规则建立在剥夺和限制的基础上。这些因素加在一起使个体变得不和谐，可能会出现身体疾病、情感混乱、智力贫乏和人际关系破裂。

我的治疗目标是要让个体建立起令人满意的应对方式。我的干预策略是，提高个体自尊，发展表里如一的表达模式，基于我们作为人类生而具有的、无限丰富的资源对个体做出有用的指导。

该案例中的家庭成员们已经不再用旧眼光来看待彼此。但是，他们的任务还没有完成，我希望他们可以用更健康的方式来迎接生活中新的挑战。

——维吉尼亚·M·萨提亚

第二部分
理论

1

萨提亚治疗（改变）方法的基本理论

维吉尼亚·萨提亚是怎样发展出自己的家庭治疗方法的？为了理解这一点，我们需要了解她基本的世界观和人性观。本章介绍维吉尼亚在治疗中使用和强调的概念体系，对于大多数读者来说，以此作为开篇是符合逻辑的。然而，一些读者也许会觉得最后读这些内容更舒服。

该概念体系涉及三个领域。首先是她的世界观，维吉尼亚着重比较了"种子"模型（Seed Model）和"威胁与奖赏"模型（Threat and Reward Model）。（"种子模型"代表一个有机结构的世界，而"威胁与奖赏模型"是大部分西方文明的基础。）第二个领域是维吉尼亚对个体成长与发展方式，及其影响因素的看法。第三个领域是有关学习和改变的理论。

个体在世界上的位置

对维吉尼亚来说，世界是无限美好、进化着和不断变化着的。由于人类是世界的一部分，因此，他们也具有以上这些特征。作为生物的人类，他们的身体是一个奇迹：如果将肺部组织展开，面积超过1英亩；16.3平方英尺的皮肤上具有数以百万计用于呼吸的毛孔；人体具有处理废物、废液的装置；具有制造各种各样荷尔蒙和化合物的工厂，以上提到的只是组成身体的许多复杂要素中的几个，这些只是冰山的一角。当然，人类具有精神和灵性层面。多年以来，心理治疗"科学"漠视人的灵性部分，认为灵性部分属于宗教领域。这种做法忽视了一个事实，即当人们忽视自己的灵性层面时，由于没有和自己或宇宙的意念（universal mind）建立联系，他们会感到迷失。维吉尼亚写道：

"随着不断地成长，我的经验告诉我，确实存在所谓的生命力或普遍的精神。我认为这种生命力具有很多维度，它强有力地塑造了人类的行为。在我看来，这有点类似于电力的存在。这种力量一直存在着，等待着人们予以识别，继而学会运用它来达到有益的目的。"

人们并不总是能感受到自己的生命力。许多人没有注意到这一财富，需要通过别人的帮助才能发现它。有时，一个人特有的美好会被深深地埋没；只有通过非常努力的挖掘才能发现它，但是，这种美好一直都存在着。每个人都有自己的独特性和美好品质，对此理念的坚信改变了心理治疗关系的性质：治疗师和来访者之间"我（专家）——你（有问题需要我帮助的个体）"的等级关系，变成了"我——您"（I-Thou）的关系。这种治疗关系有助于来访者感受到自己的生命力。

要注意，维吉尼亚是一位具有现实主义精神的女性，她不会对世界采取盲目乐观的态度。她认识到，有时人类的美好被深深地埋藏着，几乎无法感受到。她也了解，尽管成长和改变是生命的特征，但是，它们并不总是表现为积极向上。就像癌症可以扩散一样，人们的个性也可能朝着对自己和他人都有害的方向发展。

在哪些条件下，成长会朝着积极的方向发展？确认并提供这些条件是非常重要的。答案是复杂的，而且经常互相矛盾；对某些人的成长有利的条件，对另外一些人可能不起作用。

在维吉尼亚举办的工作坊和演讲中，她提出了两种对立的世界观："威胁与奖赏"模型和"种子"模型。这两个模型在四个方面都截然不同，即：对关系的定义，对人的定义，对事件的解释，以及人们对改变的态度。维吉尼亚谈到，通过了解人们如何处理这四个领域的问题，她可以基本了解他们的生活状态。

在"威胁与奖赏"模型中，关系被假定为等级关系，在这个等级关系中，某些人规定什么是好的行为，其他人需要遵守这些规定。该等级的基础是个体在其一生中扮演一些角色，并且被期望严格地符合这些角色，从而限制了其他可能性的发挥。换句话说，那些位高之人——父母、老师、医生、老板、宗教和世俗领袖——知道什么最适合位低之人——儿童、学生、雇员、病人、宗教追随者。那些位高之人未必心存恶意；他们的理念是，自己的一切行为都出于好意。当申斥和指责他人的时候，他们认为自己在帮助别人学习正确的处事方法。此外，当位低之人行为良好时，位高之人也会通过奖赏和赞扬的方式来表达对他们的爱。这种上下（Top-Down）等级模型可能导致政治改革、宗教战争和反叛。但是最坏的结果可能是，此模型塑造出的个体不知如何对自己保持良好的感觉。位高之人感到孤独、与人隔绝；位低之人感到自己软弱、毫无价值。

在"威胁与奖赏"模型中，对个人的定义建立在一套行为规范的基础上。位高之人设置行为标准，要求每个人遵守。小男孩受伤的时候不可以哭。小女孩即使不喜欢洋娃娃，也要和它们一起玩。上课的时候，学生的目光必须追随老师的移动方向，并且目不转睛地看着老师，以此证明他在聚精会神地听讲，不管他是否有其他更有效的听讲方式。即使病人有所怀疑，他也要遵照医嘱。不合规范之处都需要消除，因为它会破坏现有的秩序。结果，个体感到被特定的行为方式所支配。如果没有遵守行为规范，个体会感到内疚、恐惧或者被拒绝。当人们的行为不是满足自己的愿望，而是迎合他人的期望时，那么，他们必然会产生憎恨和敌意的情绪。而某些人可能产生难以忍受的绝望感。

与之相反，在"种子"模型中，个性化（personhood）决定其身份。每个人生来具有潜能，这种潜能可以在此人有生之年得以实现。不同的人具有不同的潜能，并且一个人比另一个人具有更多的潜能，这种情况并不会使他居于优势地位。只有在具体情境下，我们才使用角色与地位这两个词语来界定人与人的关系。因此，只有参与父母角色的时候，玛丽才会考虑到自己是一个母亲；她的角色非常广泛，包括许多其他方面。当佛瑞德（Fred）思考、关注和从事医疗方面的活动时，他才是一个医生；其他时候，他则是一个丈夫、父亲、公民、国际象棋选手等等。这并不意味着在"种子"模型中不存在赞扬和批评，而是指赞扬和批评的给予不是基于给予者和接受者永不改变的地位或角色。在这个模型中，人与人之间的关系是真正充满爱的关系，不存在控制与被控制。

在"种子"模型中，每个人都是独特的。个体的资源在本质上都是相似的，只是由于每个人的资源包含不同的成分，才显得不同。除了人与人的相似性（例如，我们都有肚脐，都要上税，都会死亡），差异造就了我们的独特性，并且我们为此而骄傲。此外，建设性地利用人与人的差异使世界变得丰富多彩。接受自己与他人的不同之处，个体才会感到自身的完整。

"威胁与奖赏"模型用线性、简单化的方式解释事件，而不考虑解释实际情况的变量具有多样性。我们可以找到表现这种简单化方式的非常好的例子，大众媒体经常将许多研究结果庸俗化："不要吃黄油，它会致癌；可以用人造黄油取代"（当然，直到证实结果相反才停止这样的宣传）。线性思维模式认为世界上的任何事物都是非黑即白的。在心理健康领域，这种思维模式导致的后果是，只根据行为诱因和病源学对心理障碍进行简单的解释。

在"种子"模型中，人们解释任何事件都会考虑各种变量。这些变量间的相互作用使得解释更加复杂。这种思维方式使得尝试解释者变得异常谦虚谨慎，他们意识到随着人们发现更多的变量，真理可能会改变。

在两个模型中，人们对待改变的态度和接近改变的方式也有很大的差异。在"威胁与奖赏"模型中，对改变的恐惧使人们致力于保持现状，阻止生命的自然流动，导致许多问题。阻挡改变的洪流需要付出相当的努力，但是，在此模型中，人们不管付出多大代价也要维持现状，维持现状是首要的。

在"种子"模型中，人们认为在微观和宏观层面上，改变都是时刻在进行的生命过程。改变作为进入新领域的机会受到欢迎。人们认识到改变提供了新的选择机会，如果维持现状，就不会有这些机会。当然，由于新领域的未知性，我们会遇到新的风险，因此改变也是令人害怕的。

在本质上，两种模型持有不同的人性观。"种子"模型认为人类具有潜在的优点。这不是说人生来就是清白或美好的，而是说人类本身具有智慧，只要给予合适的自然条件，像种子一样，儿童会成长为健康的成人。在"威胁与奖赏"模型中，人性本恶：人是具有危险情感的"堕落天使"，只有在外界适当的限制和威胁之下，他们才会保持在笔直、狭窄的既定行为轨道上，换句话说，人性本恶，为了成长为有用、负责任的人，人们生来就需要被控制。

尽管不是所有的，但大多数文明和宗教都以"威胁与奖赏"模型为基础。此外，拥护者相信只要遵循这一模型的规则就会形成"恰当的"生活方式，促进心理健康。但是，当阅读下面对一个符合此模型的人的性格描述时，我们可能会怀疑这一心理健康模型是否健全：

"艾希曼的案例中一个最令人困扰的事实是，精神科医生对他进行检查，检查结果认为他的心智完全正常。我完全不怀疑这个结果，这正是我感到困扰的原因。如果所有纳粹主义者都是精神病患者，就像他们的一些领导者那样，那么，在某种意义上，他们骇人听闻的残忍罪行会容易理解一些。我们难以想象，这个冷静、"正常"、泰然自若的军官认真负责地执行他的任务——他的指挥工作，即监督士兵们对群众进行大屠杀。他是一个有思想、有条理、有理性的人。他非常尊重制度、法律和命令。艾希曼是一个服从的、忠诚可靠的军官。他十分效忠自己的政府。

艾希曼没有受到内疚感的困扰。我没有听说他有任何身心疾病。显然，他睡得好，吃得好，或者可以说看上去如此。

我开始认识到，"心智健全"不再是一种价值标准，或一个结论。现代人的"心智健全"对自身的作用就好像是庞大的体积和肌肉对恐龙的作用一样。如果人们的这种健全少一点，多一点怀疑，多意识到一些自己的荒谬和矛盾，那么他们也许能够生存下来。但是，如果某人是健全的，过于健全……也许我们必须得承认，在我们这样的一个社会中，最不健全的人才是完全不受焦虑困扰的，才是完全'健全的'人"。【注】

"威胁与奖赏"模型可以追溯到古希腊的原子论，原子论者严格区分精神和物质，坚持心身二元论。到了17世纪，雷内·笛卡儿（René Descartes）的哲学思想导致了精神和物质二元论的极端化。笛卡儿认为自然界可以基本上被划分为两个分裂、独立的王国：精神王国和物质王国。这种划分有利于现代科学和技术的发展，但是对于文明的发展则造成了相反的结果。笛卡儿著名的"我思故我在"（Cogito ergo sum），导致西方人将自己的存在等同于心灵，而不是一个完整的人。二元论的世界观使大多数人感到自己的"内心"和身体是彼此孤立的。而分离的心灵徒劳地控制身体，使得两者之间产生了冲突。这种内在的分裂像镜子一样映射出外部世界的分裂，外部世界被看做是许多相互隔离的部分，它们为了各自的利益群体而存在。我们相信这些群体之间是彼此孤立的，这使得我们将自己和自然、他人隔绝。

与西方的机械主义观念相反，东方的世界观强调世界的统一性。尽管东方神秘主义学派之间存在许多差异，但是它们基本的教义都是聚焦于：世界的统一性，万事万物相互联系，超越个体的孤立自我，而融入绝对的存在中。东方的世界观认为没有必要将自然界划分为各个孤立的实体，事物具有流动性，并随着时间的推移不断变化，变化是事物的本质特征。

有趣的是，我们发现来自笛卡儿二元论和机械主义世界观的20世纪的科学，正在克服这种分裂主义倾向，开始回归到早期希腊哲学和东方哲学。同时，西方人本主义学者也进行了同样的回归。由于认识到机械主义、分裂主义

【注】Thomas Merton, Raids on the Unspeakable. New York: New Directions, 1964.

观点的局限性，许多当代年轻人开始对东方哲学中有机的、生态学的观点感兴趣。在此背景下，新的西方哲学致力于探索新的方法，使人们成长为健康、快乐和能够创造价值的个体，并对生命的奇迹怀抱感恩之心，维吉尼亚在这股潮流中形成了自己的世界观。

维吉尼亚认为自己工作的目的是帮助个体和家庭认识自身的整体性，整体性是世界的基本特征。振·占斯穆茨（Gen. Jan Smuts）（曾经是南非总理）将整体论重新引入西方思想，根据他的观点，"这是一个具有整体性的世界；整体性是世界的基本特征，整体的创造过程是活跃的，创造出前所未有、更完善和更先进的整体。"在趋向完整的过程中，人格变得完善。尽管前方会出现阻碍，但是所有人都向着完整努力，或者说努力完善自己。治疗师的任务是帮助来访者消除前进道路上的障碍。

维吉尼亚坚信弗洛伊德的一句名言，即爱与工作是心理健康的基本特征。给予和接受爱的能力对心理健康的重要性，就像吸入和呼出空气对身体健康的重要性一样。至于工作，它是个人自我价值感的重要来源。此外，一个心理健康的人努力寻求生理、心理、情感和灵魂发展之间的平衡，具有积极的自我意象。这类人愿意为新的可能性冒风险，尽管这些可能性对他们来说是完全陌生的；他们不会寻求维持现状，而是不断地进行分类和挑选，去除不合时宜的事物，增加新的、合适的成分。他们愿意接受事物的不确定性，努力做好自己。他们能够实践维吉尼亚所阐述的五大自由：

- 去看和听现在在这里的事物，而不是应该、曾经或将会在这里的事物。

- 表达自己的感受和想法，而不是应该如何感受和思考。

- 体验自己的感受，而不是应该有的感受。

- 要求自己需要的，而不是等待别人的许可。

- 为了自己去承担风险，打破安逸，而不要只会选择"安全"。

个体如何成长与发展

有三种不同类型的因素影响个体发展。第一，不可改变的基因遗传，决定了个体的生理、智力、情绪和性情的潜能。本书将不予阐述。第二，纵向影响因素，是个体学习的结果。第三，心灵与身体之间持续的互动。

纵向影响因素

纵向影响因素无时无刻不在决定着个体的想法、感受和行为：这一因素是从出生开始所有学习经验的总和。尽管个体处于许多不同类型的重要学习环境中，但是接下来的讨论集中于与自我同一性和人格发展有关的学习经历。

当孩子降生到这个世界上时，他和周围环境处于非常不平衡的状态。出生后，他是完全无助的。他的生存取决于照看者的经验、指导和行为，通常照看者是他的父母。因此，不管个体认为自己童年早期多么缺乏关爱，在婴儿时期他都受到了某种程度的照顾，否则他无法生存下来。除了提供食物和爱来满足儿童生理和情感需要之外，在儿童所有最初的学习以及形成对世界的初步印象中，父母也扮演着重要角色。儿童的学习来自于自己的观察、倾听和理解。通过自己的感觉，他们产生了对周围世界的初步理解。

由于人类的本质是理解世界，因此儿童会虚构他所不能理解的部分内容。后来，童年时期有意识和无意识的记忆就成了真实和幻想的有趣混合。因此，在某种意义上，如果家庭内部沟通出现障碍，则在探索过程中儿童会曲解信息。在以后的生活中，可能会影响他的应对能力。

需要考虑的首要事项是，家庭是个体成长的基础，同时也为个体成年后出现应对能力缺陷埋下了种子。维吉尼亚认为早期的三角（父亲、母亲和孩子）关系经历是个体"自我"同一性的主要来源。三角关系中的习得经验决定了儿童将如何适应周围环境，以及人际交往中对他人的信任程度。例如，在出生的头几个月里，小孩强烈地感到自己被遗弃了，那么他会难以与他人建立亲密关系，除非新的学习能够代替这一早期经验。儿童在早期的三角关系中发展了自身的应激处理机制。个体在成年时期经历的大多数应激模式都可以在襁褓时期找到根源。在第三章中，我们会考察这些应激模式。

儿童也从早期的三角关系中认识到矛盾信息——观察到的信息与被告知的信息之间不一致，或者可以说是他感受到的信息与听到的信息之间不一致。在这种情况下，儿童首先需要解释不一致的信息。下面的例子就阐明了这一点。一个孩子看到母亲在皱眉，问道，"怎么了？"他的母亲奉行"我必须保持快乐"这一原则，会说"没什么，我心情很好。"然后她背过身去，可能为了隐藏真实感受与自己应该有的感受之间难以忍受的冲突。儿童会对观察到的不一致信息产生很多解释，例如，母亲是因为他而不开心的。大多数父母都意识不到自己的表里不一。一些父母认为自己应该在孩子面前隐藏负面信息，这样就不会伤害孩子。实际上，与负面信息，甚至是直接拒绝孩子的信息相比，孩子无法分辨的混淆信息对其心理健康危害更大。孩子出生头几个月的全部习得经验，以及今后大部分的知识，都不是来自他人的言语，而是来自声调、触觉和面部表情。

三角关系的另一个特征是，某些情境中个体会感到被排除在外。实际上，在早期的三角关系中，大多数有意义的沟通发生在两个人之间：母亲—父亲，母亲—孩子，或者父亲—孩子。在三方互动中，如果孩子感到被排除在外，他会认为这是一种拒绝，因而产生较低的自我价值感，那么，他今后的人生也可能会充满挫败感。每当自己不是三方互动的中心时，儿童就认为另外两个人的关系更加亲密。在早期三角关系互动中经常感到被排除在外的孩子，容易形成较低的自我价值感。低自尊的母亲或者父亲也会如此，但在这里我们强调孩子，因为我们关注的是向成年期的发展。

那么，在早期三角关系中，儿童首次认识到自己是被接纳或是被拒绝，以及自己在环境中的位置。这些早期的认识塑造了儿童的人格，除非新的习得经验修正了这些记忆。

作为三角关系的一分子，儿童意识到自己的力量。通过与父母中的一方联合来对付另一方，他学会了控制别人。这个过程在婴儿早期就会出现，例如，一个母亲认为丈夫对孩子的管教不恰当。这种情况下，婴儿可以影响父母间的关系，尽管最初他并没有意识到自己这一力量。母亲逐渐地从夫妻两人世界中退出，开始专注于与孩子的关系。慢慢地，孩子就会找到运用自己力量的方法，有效地与父母中的一方建立联盟。通过这种方式，儿童似乎为自己争取到了最大的利益。

维吉尼亚经常使用"儿童吮吸大拇指"为例来说明三角关系互动的复杂性，以及这种互动对孩子的影响。

许多小孩都非常喜欢吮吸他们的大拇指。我们假设有个吮吸大拇指的孩子，妈妈看到他在吮吸大拇指时，并不表示反对，而且喜欢其吮吸大拇指时那种满足的样子，因此，每当孩子吮吸大拇指的时候，他都能够感受到妈妈的赞赏。显然，这对他的行为是一个强化。但是爸爸会想，"哦，天哪，孩子的牙齿肯定长不好了。"他马上想到需要把手指从孩子的嘴里拿出来。因此，当在妈妈身边的时候，孩子感到她鼓励自己吮吸手指，当在爸爸身边的时候，他意识到自己不应该这样做。此时孩子内心还没有产生实质性的冲突。儿童很小就能够认识到不同的人会有不同的期望。只有当父母都在场的情况下，吮吸拇指的行为才会成为问题。这种时候会出现几种不同的情形，会影响孩子世界观的发展。

首先描述一下第一种情形。当孩子在父母面前吮吸大拇指时，父母担心意见不统一会伤害彼此的感情，因此，他们完全不讨论这一问题。

第二种情形是，爸爸看着孩子吮吸大拇指，然后要求妈妈对此事做出处理。此时此刻，会有以下几种可能：如果妈妈质问爸爸自己为何不采取措施，那么，父母就会为此争吵。尽管父母看似在就这一事件进行讨论，但是，实际上他们正在争论权力问题，即谁可以吩咐对方。然后父母会将注意力转向孩子，说道，"是你导致了我们的争吵。"这样，他们就给了孩子可怕的力量，在父母之间制造大量的不快。

在第三种情形中，三角关系会产生积极的效果。丈夫会告诉妻子，自己担心吮吸手指会导致孩子牙齿畸形，以后需要进行牙齿矫正。妻子可能会回答，她没有意识到这一点，而且她很高兴看到吮吸手指给孩子带来享受。这样，丈夫和妻子都能够从另一个角度来看待此问题，是为孩子提供舒适，还是限制孩子吮吸拇指。要强调的是，此时孩子不会因此而被指责破坏了父母的关系。换句话说，孩子不会受到指责。这种情况也会使孩子懂得，人们可以利用彼此的差异来相互促进，而不必以此作为武器相互攻击。

就三角关系这一主题，还有一点需要在这里补充。当阅读文献的时候，你会发现，人们经常将三角关系赋予消极的含义。以卡普罗（Caplow）的著作《二对一》（Two Against One）的名称为例，它就暗含对抗的意思，在鲍恩（Bowen）的文章中，他认为三个人的家庭是相互连结、不断变化的两方联盟，在任何时候，这种联盟都将第三个人孤立在外。

实际上，三角关系的力量很强大，而且经常是人们用来处理自身生存与自尊问题的手段，因此常常导致消极的结果。另一方面，如果三个人愿意合并他们的资源，三角关系可以成为强力支持的来源，在需要的时候会创造出很多可能性。在一个健康的家庭中，个体自尊水平很高，三个人合作的力量强于任何两方临时联盟的力量。

寻求治疗的大多数个体和家庭在三角关系方面功能不良。治疗的目的之一是恢复个体在三角关系中有效使用功能的能力。父母需要认识到家庭内部良好三角关系的重要性。当然，这不意味父母双方的意见需要完全保持统一（除非父母中的一方完全放弃自己的自主性，否则这种情况是不可能出现的。但是一方完全放弃自主性又会带来许多新的问题），但是他们要找到有效的方式来处理彼此的差异。在孩子吮吸拇指的例子中，是父母在一起的时候意见不合产生了问题，而不是不同意见本身造成问题。换句话说，事件的具体内容一般不会产生不良影响，关键在于事件包含的潜意识信息。

以上描述的是只有一个孩子的情况，我们讨论了三角关系中最简单的情况。随着孩子数量的增加，三角关系的复杂性会以几何级数增加，家庭互动的复杂性也会以此方式增加。下图说明的是有三个人以上的家庭如何产生各种各样的三角关系（Bowen, 1972; Caplow, 1968），维吉尼亚称此为蚯蚓罐头。

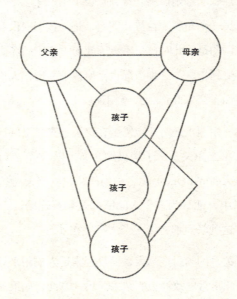

心身交互作用

维吉尼亚认为每个人的核心，"自我"，是曼陀罗（mandala）的中心。这一象征图形包括8个不同的因素或水平，它们相互作用，对人的健康有持续的影响。

238个因素列举如下：躯体的（身体）；智力的（左脑、思维、事实）；情绪的（右脑、情感、直觉）；感觉的（耳——听觉、眼——视觉、鼻——嗅觉、嘴——味觉、皮肤——触觉－感觉－运动觉）；互动的（我－你，自己与他人的交流，自我与自我的交流）；营养的（吸收的固体和液体）；环境的（颜色、声音、光线、空气、温度、物体、运动、空间和时间）；精神的（个体与其生命意义的关系，灵性、精神、生命力）。"

这段话以及下面对这8个水平的描述来自维吉尼亚为《萨尔瓦多·米纽庆（Salvador Minuchin）纪念文集》撰写的文章。

"躯体维度。我们的身体是一个奇迹。是谁创造了这个奇迹，并使之运转？在很大程度上，我们被教导为，除了身体脏了、病了、太胖或太瘦，或者身高、体形不佳之外，我们忽视自己的身体，对身体的爱、欣赏、理解，和身体沟通这些理念近期才开始出现。

当一个人憎恨、忽视自己的身体，或者认为其是理所当然的，个体就会产生不平衡和不协调。这会在不同方面影响身体，也会影响情感、思维和行为。拥有这8个层面，使我们看起来像一幅美丽的画面，每一部分都会相互影响。

智力维度。智力因素大部分来自左脑，实际上就是大脑左半球。它是我们进行思考的部分。在这里，我们做出总结，制定规则，接受信念，变得博学。左脑是处理现实数据的奇妙器官。当它承认右脑作为一个同等的伙伴时，个体就可以产生兴奋、发现和惊奇等情绪。

不幸的是，西方文化有些过于重视左脑的功能。在知识与学术至高无上的领域中——自然科学，医学，技术等等，右脑受到轻视，结果导致我们变得贫乏。只有在艺术领域工作的人们才以自己右脑的工作为荣。

历史上，大多数女性被认为不能理性、符合逻辑地思考问题。另一方面，男性不承认自己右脑的价值，而且经常因女性的情绪丰富而轻视她们。这使得我们形成了"半智慧"的文化，许多男女之间关系上的困扰都可以溯源到此。但这种现象看起来正在改变。我们会进入这样一个时代，认识到人类不得不拥有两个大脑半球，承认它们，同时使用它们，并以我们具有思维和情感两个部分为荣，那么，我们就可以拥有"完整的智慧"。

情绪维度。近期研究表明，右脑（连同神经和腺体系统）是我们监控和体验情绪的主要器官。情绪是我们体验生活中所发生的事情的装置，给我们的生活带来色彩、质感和乐感。为了被他人或自己接受，人们经常忽视、拒绝、歪曲或者投射自己的情绪。反过来这又歪曲了他们的感知，抑制了他们的创造性和能力。所有这些都导致人们处于贫乏的存在状态。进一步的后果是人们拒绝爱和尊重自己，并希望从别人那里得到这些爱和尊重。

在西方文化中成长的我们大多数人都会压抑愤怒、沮丧、爱（除了面对"适当"的人）和恐惧等情绪。因此，我们用忽视（"我没有注意到"）、拒绝（"这件事没有发生"），歪曲（"是另一回事"）或者投射（"是你的错"）这些策略来处理我们的情绪。情绪是一种能量，由于没有受到承认，能量没有被消除。相反的，那些情绪会变成另一种形式，以破坏性的方式重新浮出水面：躯体方面，如生病；智力方面，如思维混乱或局限；情感方面，如神经质或心理障碍。

感觉维度。我们具有极佳的感觉通道。一些人由于感觉器官存在缺陷，其通道功能运作得不是很好。对于感觉通道没有受损的人来说，它也可能运作得不好。我们很容易歪曲知觉来配合自己的期望或者过去经验。此外，儿童早期接受的警告，如"不许看"、"不许摸"、"不许听"等也会影响感觉通道工作。因此，我们的输入通道只有部分时间在工作，而且只是部分通道在工作。在这种情况下，我们感知到的情境和人物并不是他们实际上的样子，而是他们应该是什么样，过去是什么样，或者将来会成为什么样。显然这会导致不平衡。

互动维度。每个人都来自另外两个人，然后组成一个家庭。这也许解释了为何我们看似生来就有与他人接触的需求。由于出生的时候很弱小，我们与父母之间的关系影响到我们的生死存亡，父母是强大的一方。作为婴儿，我们没有能力自己生存下来，不得不靠他人来维持生存。但是，即使是婴儿，我们的需求也不仅仅是生理方面的照顾。我们都需要其他人的关怀、爱和尊重。这使我们处于脆弱的境地，并且使我们与他人的关系充满了巨大的负担。在这个世界上，我们需要在信任和合作的基础上和其他人一起工作。当缺乏这些条件时，我们就不会成功，自我价值感也丧失殆尽。就如前一部分描述的，我们与他人的关系，尤其是与家庭成员的关系出现障碍、不平衡与不和谐时，会对我们自身产生毁灭性的影响。当情绪被系统化地歪曲时，个体会出现关系障碍，并且自尊也会受到消极影响。这些不平衡会强化消极的情境，不论它们是表现在个人层面还是互动层面。

直到近期，这8个不同的部分才被看做是独立的实体，并由不同的专家分别关注。这些专家大多不懂得一个部分与另外一个部分有着怎样的联系。身体由医生处理，教育家负责大脑，心理治疗师负责情绪，牧师灵魂，其他则无人照管。

任何人在任何时刻，其8个层面之间都在进行着动态的相互作用。就像一个公式：A（躯体）+B（大脑）+C（情感）+D（感觉）+E（互动）+F（营养）+G（情境）+H（灵魂）=S（自我）。所有这些部分加在一起就组成了自我，尽管自我要大于这些部分之和。事实上，每一个人都是一个系统。尽管我们可以分别研究每一个部分，与每一部分单独对话，但它们像所有系统一样是一起工作的，就像一个家庭。

学习和改变

现在，我们集中讨论维吉尼亚对学习和改变的理念，特别要注意的两点是：第一，学习和改变相互关联的方式，以及它们和治疗的关系，第二，它们是怎样产生的。

对她自己、她的学生、病人，或者其他向她咨询过的人而言，维吉尼亚的人生目标是让人们发展出一些品质，这些品质会帮助他们成为更加完整的人，并使人们做出必要的改变。她所面对的人处于这些目标的不同阶段，有些人非常贫困，挣扎在生存线上，有些人发展得很好，处于成长的关键时刻，并努力使自己的人性发展到最完满。在这两种极端的人群之间，还有大量的人处在一个稳定的位置上，但是感到自己可以更完满地生活。

在一端，人们希望通过改变来使自己获得进一步的成长，然而在另一端，人们寻求改变是由于难以忍受的痛苦和绝望。当然，在这两种极端的情况下，达到改变的方法是不同的，强调的重点也是不同的，但是改变过程的本质是相同的。人们需要接触自己的生命力，愿意承担改变所需的任何风险。学习和改变的过程可以带来认知、情感、梦想和意愿层面的新的认识。当这些认识整合起来时，这个人就被所获得的新的体验改变了，不管个体对改变的最初动机是什么。

让我们考察一下与人类相关的学习和改变过程的一些特征。如果我们承认人的天赋，那么其他方面（情绪、思维和行为）都来源于他的学习。尽管当人们试图回忆有意识的事实数据时经常失败，但是情绪学习，尤其是在早期三角关系中儿童所习得的生存经验绝对是可靠的。如果那段时期的生活处于强烈的应激中，在此时习得的应激模式会影响个体的一生，除非它们被新的学习内容代替。当然，心理治疗领域把上述观点看做常识，相比"习得的"部分，许多治疗师更关注那些"非习得"部分，他们倾向于关注个体的消极面，认为治疗师的角色是帮助个体忘记这些负担，从而可以重新进行学习。维吉尼亚认为无需关注消除过去学习结果，因为改变会通过"转变与萎缩"这一额外过程发生。当集中关注比过去更好的新处理（应对）方式时，个体将开始使用新的方式，而旧有的方式就会被淘汰。

维吉尼亚的另一个观点是，当个体感到被支持时，其学习效率会提高和扩展，也更愿意承担风险。这不是说，学习总是快乐的，学习者不会遇到沮丧和失望。有时，为了帮助个体克服对学习和改变的阻抗，治疗师或者教师必须保持非常强硬的态度。

上述观点是坚信"种子"模型的必然结果。实际上，如果孩子不是天性本恶，那么没有必要阻止其本性的发展。在这方面，维吉尼亚和哲学家或教育家一样，认为如果孩子或者个体的好奇心没有受到阻碍，那么学习的愿望自然存在。

总之，维吉尼亚总是尊重和关注个体的独特性，她认为当处于新的行为学习中时，人们需要选择适合自己的行为，拒绝那些让他们不适的部分。她认为学习过程本质上是一个发现的过程，或者更准确的说，是学习者重新发现某些知识的过程，那些知识来源于个体自身，而他不知道自己拥有这些知识。问题的答案就在提问者身上。实际上，个体或者家庭找到的答案只适合他们，而不适合其他人或其他家庭。那么，治疗师或者教师的角色是使用策略性的提问帮助来访者或者学生找到自己的答案。这个过程类似于苏格拉底式学习或者领悟式学习，在这种学习中，教师的角色类似于助产士，帮助学生将存在于其自身中的想法分娩出来。当人们接触到一直以来自己都懂得，却不知道自己知道的知识时，他们会感到极度兴奋。

　　本章建立了维吉尼亚治疗理念的理论框架。首先，我们介绍了她的两个哲学观点，一是人类在世界上的位置，一是个人发展自己全部潜能所需的条件。然后，我们着眼于论述个体成长和发展的方式，既是作为家庭一员的结果，也是心身持续交互作用的产物。最后，我们关注了维吉尼亚关于学习和改变的观点。现在，我们准备进一步探索这些概念是如何影响维吉尼亚的治疗的。

2

治疗的目标

　　本章考察在治疗一个家庭，或者任何寻求成长的人时，维吉尼亚·萨提亚所追求的目标。我们还要讨论这些目标对诊断过程的影响。

　　她的治疗目标是提升个体的潜能，使个体发展得更完善。在家庭治疗中，她的治疗目标和治疗艺术是将每个家庭成员独立成长的需求和家庭系统的整体统一起来。

　　一个家庭前来治疗，是因为有一个让他们感到沮丧、绝望和痛苦的问题，而他们自己无法处理。这些家庭通常是由第三方（法律部门、医疗部门）转介给治疗师的，第三方认为这个家庭无法自己解决这个问题。

　　作为治疗师，维吉尼亚的目标是使家庭产生新的希望，帮助其重新唤起曾经的梦想，或者产生新的梦想。在治疗之初，如果家庭成员感到生活无法改变，他们就不会找到改变所需的积极能量。治疗师强调家庭仍存有很多希望，从而使家庭成员带着积极的情感进入治疗过程，然而，如果治疗师以问题为基本导向，这对家庭成员和治疗师而言都是消极和令人沮丧的。

　　治疗师的第二个目标是，教每个家庭成员用新的方式来看待和处理问题，强化和提高他们的应对技能。治疗的重点在于应对的过程，而不是具体的问题。在生命过程中，每个人都会遇到各种问题，这些问题都是对个体应对能力的挑战。作为治疗师，我通常见到的都是那些不能有效处理自己问题的人。因此，我们很容易认为问题本身是造成麻烦的原因，而不是由于我们缺乏应对能力。维吉尼亚认为，问题的出现只是确认了应对能力的缺乏。事实上，在类似情境中，一个具有不同应对方式不同的人可能不会认为那是一个问题。总之，治疗师的任务是帮助每个家庭成员使用自己的应对技巧，从而决定对自己最有效的措施。

唤起希望和发展应对技巧，这一目标使得家庭成员以积极的态度进入治疗过程。以下引用维吉尼亚的一段阐述：

"我希望，每一次会谈都会为个体打开一扇窗户，使他或她对自己感觉更好，并获得更具创造性地与其他家庭成员合作的能力。实际上，这就是我所说的，我处理的是应对的过程，而不是问题解决过程……我不去解决一个具体的问题，例如他们是否应该离婚，或者是否应该生个小孩。我的工作是帮助人们寻找一个与以往不同的应对过程。我不认为自己有足够的智慧，知晓每个人的最佳选择。妻子是否应该让她的婆婆离开？她是否应该要求婆婆离开？如果婆婆不离开，妻子是否应该离开丈夫？我不会回答这类问题。我的任务是帮助每个人使用他（她）自己的应对技能，从而他（她）能够做出有效的决定。"【注】

维吉尼亚的另一个治疗目标是使人们意识到自己有做出选择的能力——与人交往时小的选择，以及做出有关人生的重大决定时大的选择。这个目标和前一个目标是相互联系的，个体意识到需要做出选择，并乐于去选择，有助于个体感到自己有能力，能够处理问题。

与问题解决相比，维吉尼亚更关注应对技能，这影响了她看待症状和做出诊断的方式。对她来说，诊断过程包括探索个体或家庭的生活，了解导致问题

【注】 Virginia Satir, Conjoint Family Therapy, third edition. Palo Alto, CA: Science and Behavior Books, 1983.

或者痛苦的基本动力系统。我们可以将症状看做是那些认为自己处于隔离、敌意、恶劣系统中的人们努力适应和生存的方式。

另一个看待表现出症状的个人或者家庭的方式是，他们渴望某样事物。当人们在任何层面上感到饥渴，并认为自己没有资源，那么，他们会想方设法去获取以维持生存。这种状况可能导致一些人去杀人、偷盗、伤害自己、攻击他人或欺骗，以减轻自己的痛苦或焦虑。另一些人无法想象用以上这些方式来满足需要，因此会诉诸其他方法，例如，毒品、酒精、生理或者心理疾病，从而将饥渴感排除在意识之外。在其他情况下，一些人认为自己没有任何资源，生活已经没有任何意义，便采取自杀手段。

维吉尼亚解释道：

"我认为，症状就像汽车仪表盘上的警示灯。当这个灯亮起，说明汽车驾驶系统受到了某种程度的损害，处于不协调的运转中。汽车的某个部分或者好几个部分有可能损坏了。如果其中任何一部分损坏了，那么，整个系统都会受到影响。就像一个家庭一样。

我认为家庭和个体都是同样的道理。重点是要理解这种警示信息，然后寻找家庭成员相互消耗、阻碍和伤害的方式。我的治疗取向是释放和重新疏导那些受到阻碍的能量，也就是说，我会处理他们的自尊，沟通方式，以及为人的原则，这和自我的8个水平是相关的。

现在，我强调在所有水平上促进和保持自我健康。当达到这个目标时，症状就已经没有必要存在了，就会消失。我认为家庭规则可以变为人生指南，可以支持人的健康、成长、幸福和爱——指南要比僵化的规则更灵活。这意味着在个体的所有水平上，在自我和其他家庭成员之间和谐的互动。"

总之，维吉尼亚的治疗目标是促进健康，而不是消除症状，是将使个体或者家庭表现出病态的能量转变为有利的用途。维吉尼亚将这种方法称为"人性认同过程模型"（the Human Validation Process Model）。第一章所描述的转变和萎缩原则是达到这些目标的基础。这一原则指的是如果导致症状发展的过程改变了，那么症状就会瓦解。如果人们是健康的，那么症状就不会出现。这个过程是附加的，因此，治疗师没有必要特意去消除任何事物。

这个道理与进入一个黑暗的房间是类似的：当打开电灯，黑暗就消失了。我们所做的只是增加了光亮，并没有消除任何东西。维吉尼亚在《米纽庆纪念文集中》进一步阐述了这一观点：

> "让我们想象一个轮子，中间有轴，辐条伸向四周边缘。辐条代表个体的各个部分。轮子的边缘代表个体的边界。
>
> 病理取向的治疗方法首先强调的是病理和症状，轴是人们注意的中心。因此，在个体身上，治疗师只选择具有破坏性的、与症状相关的部分。在健康取向的治疗方法中，我认为轴是个体潜在的健康——已经存在，但还没有被发现，它被掩盖着，因此个体还无法获得这种健康。在这个思维框架中，症状被认为是表达这种健康的一种努力，尽管个体因其理念和原则阻碍了这种健康的实现。

有时，在家庭治疗中会出现一些困境，家庭的治疗目标会与家庭中一个或者多个成员的治疗目标发生冲突。例如，有时情况很明显，至少将一个孩子或者甚至一个家长暂时排除于家庭之外，才能符合家庭作为整体的需求。这并不意味着治疗失败了，而是指最初的家庭整合目标通过这一步可以更好地实现。例如，一个有缺陷的孩子需要特殊的照顾或者限制，这种情况可能对其他家庭成员来说非常严重，以致威胁到家庭的完整性。这个例子也指出，随着治疗的进行，治疗师需要对治疗目标进行重新评估。最后，通过将家庭的完整性与每个成员独立成长的需求进行整合，家庭治疗才能够达到促进个体发展完善的整体目标。

3

评估与干预

当我们观察维吉尼亚进行治疗的时候，她的工作艺术，与人接触时的热情，以及对来访者的揭示，都是如此的有力，以致观察者很难认识到，此时她也在收集重要的数据，并观察家庭系统。本章描述了维吉尼亚为使家庭系统从病态向健康转变的评估过程。

维吉尼亚家庭治疗中的评估和干预过程，反映了"家庭是一个系统"这一事实。家庭的每一部分都与其他部分相联系，牵一发而动全身。实际上，在一个家庭中，每个人、每件事都影响其他人和事，并反过来受其影响。因此，评估家庭的重点是理解治疗家庭系统时的复合刺激与复合效果。

开放型系统和封闭型系统是两个基本的系统类型。在封闭的家庭系统中，输入和输出的信息都非常有限，人们以环型和自动的方式对事态进行反应，并且忽视环境中的任何改变。在开放的家庭系统中，人们的反应和交流都受到环境变化或新信息的影响。

在这里，开放和封闭这两个词用来描述两种极端情况，而不是实际情况。任何人类系统的存在都需要和环境进行一定的交换。反之，开放的家庭系统，有时也会减少与外界的交换。

封闭的家庭系统以一套僵化、固定的规则来运作，不管这些规则是否适合，都要在特定的场合中运用。尽管这些规则已经过时，但是与每个家庭成员的需要相比，遵守规则似乎更加重要。

权力、神经质的依赖、服从、剥夺、遵从和内疚感等因素支配着封闭系统。封闭系统不允许任何改变，因为改变会打破平衡。当然不同的家庭在封闭程度上有所差别，但是对许多人来说，封闭系统让他们感到安全，即使这个系统让人感到不舒服，但是与未知的风险相比，它的威胁性更小。

封闭系统的后果是，通过恐吓、惩罚、内疚和控制，其成员保持无知状态，受到限制和控制。由于他们不断地需要通过外界的强化来让自己感觉良好，因此他们越来越怀疑自我的价值。随着时间推移，由于系统中一些成员丧失了应对能力，系统必然崩溃。当这种情况发生时，一个或者多个成员就会产生症状。

一个开放系统的特征是灵活和具有选择能力。如果有必要，它甚至会选择封闭一段时间。个体的自我价值感是首要的，每个家庭成员都感到能够控制自己的命运。

一个健康、开放的系统的关键特征是随环境变化进行改变的能力，以及认识到需要改变。开放系统允许人们表达和接受渴望、恐惧、爱、愤怒和沮丧和错误。换句话说，作为一个人，我们可以没有任何顾虑地展现自己，真诚地表达自己，不必担心他人的拒绝或者羞辱。

当然，开放或者封闭存在程度上的差异，但是家庭还是会在两者之间有所倾向。维吉尼亚在《米纽庆纪念文集》中阐述道：

"家庭中的所有系统都是为了保护和管理其成员。在封闭系统中，由于主要是用恐惧感来管理，所以家庭成员感受到的资源是有限的。封闭系统中的人们处在充满敌意的环境下，爱是用金钱、条件、权力和地位来衡量的。在开放系统中，管理通过爱和理解进行，资源被认为是一直存在的。人们自信、幽默、真实和灵活地生活在完整的人性中。开放系统认为问题是需要个体应对的挑战，而不是导致失败的原因。在需要时寻求帮助是这个过程的一部分。

那么当系统的一个成员产生困扰时，会出现何种情况？人并非生来是恶的，只是生来具有潜能的。一些潜能被个体拒绝、抛弃、忽视或者歪曲，才使他（她）变得邪恶、病态、愚蠢或者疯狂。我认为，解释这些如何发生很容易，而改变是更困难的。

个人的成长来自交流——有意的和无意识的——这些交流发生在孩子和自己以及其他家庭成员之间，尤其是和成人之间。从孩子出生，成人就掌控着他（她）心理上的生死。婴儿处于父母和环境的理念控制之下，无处遁逃，而他们自己也是环境的一部分。

人类似乎愿意付出任何代价让自己感到被爱，有所归属，有意义，感到自己重要，甚至当付出的代价实际上无法获得这些感受时也是如此。为了得到这些，自我愿意做出任何努力。这使得封闭系统长期存在成为可能。”

自尊或自我价值感

根据自己以往治疗众多家庭的经验，维吉尼亚治疗时主要关注以下几个领域：个体家庭成员的自我价值感，家庭内部的沟通模式，家庭的规则。

自我价值感或自尊是一个人赋予自己的价值，是他对自己的爱和尊重，独立于别人对他的看法。低自尊的人非常焦虑，对自己不确定，过度关注别人的看法。对其他人的依赖损害了他的生活。

低自尊不同于情绪低落。一个人可以感到沮丧、悲伤或绝望，而不具有低自尊。然而，当个体觉得自己没有价值，但却不能或者害怕承认这些感受的时候，情绪低落就变成了低自尊。换句话说，低自尊与个体对这类情绪的看法有关，自我价值感低的个体需要掩藏此类情绪，而不是承认它们。

低自尊在家庭中非常容易传染。通常，低自尊的人会选择和另一个低自尊的人结婚。他们的关系就是以忽视内心感受为基础，任何压力都会增加他们的低自我价值感。在这种环境下成长起来的孩子通常也具有低的自我价值感。

维吉尼亚认为积极的自我价值感是个体和家庭保持心理健康的基础。具有高自我价值感的个体尊重生活的所有方面，这使他能够为自己和他人建设性地使用自己的能量。反之亦然：在这个世界上，低自尊一直是最具破坏性的人性因素之一。

个体和家庭带入治疗中的大多数问题最终都和低自尊有关。基于这个原因，治疗师从自我价值感方面来评估当前问题是非常重要的。此外，提高个体家庭成员的自尊是也干预的重点之一。

脱离于个体对问题的感受的话，问题本身没有意义。例如，就其他家庭成员来说，需要适应一个坐在轮椅上的父亲，家庭活动会受到某些限制，但是，只有在父亲感到羞耻或者因此认为自己不是一个完整的人；或者父亲的状况影响到家里其他成员对他或他们自己的感受时，这才会成为问题。父亲坐在轮椅上本身不是一个家庭问题，除非这个家庭使它成为问题。家庭面对的很多其他困境也是如此。相反，一个或者多个家庭成员的低自尊在很大程度上导致了许多家庭问题，例如药物滥用、夫妻争执，或者不良行为。认识到这一点是非常重要的。因此，同样的事件可能引发了某个人自我价值感的问题，但对另一个人却不成问题。一个普遍的事实是，不论原因如何，个体的自我价值感受到威胁的体验是可怕的，会产生心理或生理方面的生存问题。如果个体没有意识到发生的事情，那么他可能是对这种感受做出了防御。他不是承认这种感受，而是以指责、讨好、超理智或者打岔的方式做出反应，如喝酒、离开、生病等等。

为了考察家庭成员的自尊，治疗师可以使用观察技术，观察个体家庭成员如何表现自己，如何与其他家庭成员进行非言语交流；使用倾听技术，听取他们口头交流的内容和过程。从个体的自我价值感方面找出当前问题的线索需要很多技巧，因为大多数人都有很强的防御机制，会向自己和他人隐藏其低自尊部分。此外，就其对个体家庭成员的意义来评估当前问题是很重要的，因为只在问题或者防御层面工作的话，治疗师就没有处理关键的问题。

沟通模式

家庭功能的第二个基本成分是沟通。通过评估家庭中普遍的沟通模式，治疗师可以获得一些信息：家庭成员体验相互关系的方式，他们表达亲密感的能力，如何输出和接受信息，他们赋予沟通的意义如何，家庭成员恰当使用言语的能力。由于在健康的家庭生活中，良好的沟通是非常重要的因素，因此，矫正家庭沟通过程是治疗的一个重点。通常人们希望进行良好的沟通，但是经常缺乏相关的技巧。

当发言者清晰、直接地陈述了某事，或者提出某项要求时；当发言者和倾听者可以澄清和证实他们说的话时；当其他人可能做出反馈时，沟通就是有意义的。在良好的沟通中，沟通的目的和结果是相符的；或者，如果它们不相符的话，人们可以进行澄清。

在功能不良的家庭中，沟通是间接和模糊的，而且很少得到澄清。功能不良的交流者谈到一个体验时，可能说得不完整，歪曲，或者进行了不恰当的概括。家庭治疗师需要通过质疑这种删减、歪曲和不恰当的概括来进行干预（见本书第一部分，评论98）。通过帮助家庭成员认识到沟通的功能障碍，教他们正确的沟通模式，治疗师使矫正痛苦的内部表达方式成为可能。

名词化（nominalization）是另一种功能不良的沟通过程，是指用静态的词汇来呈现一个体验的动态成分。例如，说话者会谈到"困惑体验"（experiencing confusion），而不是说"我感到困惑"（I am confused）。这将一个感到困惑的过程（动词）变为一个静态的事件（名词）。通过帮助交流者去名词化，治疗师可以帮助他们重新发现和体验运动、流动的感觉，这对于让个体认识到改变的可能性是非常重要的。

第三种功能不良的沟通过程称为对等关系（complex-equivalence），个体将某人行为的一部分等同于整个沟通过程，然后将其标定为自己的内部体验。例如，当一个家庭成员皱眉时，另一个成员注意到这一行为，而忽略了传达其他信息的行为和言语（见凯西对玛吉笑容的解释，评论108和109）。或者，当一个人看向别处时，另一个人觉得他没有注意自己，并感到受伤（评论91）。

人和人之间在主要表征系统上的差异也会导致沟通不畅。班德勒（Bandler）和格瑞德（Grinder）认为一个体验可以通过三种感觉通道来表征：听觉、视觉和运动觉。大多数人倾向于喜欢和使用其中一种。在上述读心（mind-reading）的例子中，四处张望的那个人很可能是听觉型的人，对他来说，目光接触实际上会妨碍他集中注意力，然而，对方可能是一个视觉型的人，没有目光接触就无法进行交流。通过让家庭成员意识到这方面的差异，治疗师可以帮助他们以积极的态度来理解各自的特性。

总之，家庭处理沟通的方式反映了家庭成员的自我价值感，从而提供了家庭系统不和谐和功能失调的进一步信息。在一个低自尊成为特有问题的家庭中，由于担心暴露自己的弱点或者害怕失去爱，个体不愿清晰地表达自己的感受或亲密问题。沟通的基本目标变成从他人那里确认自己。低自尊的人关注自身的情感生存，因此与他人沟通时，他主要关心的是对暴露自己的恐惧。当他利用沟通来隐藏和保护自己时，他的感受和行为之间就会缺乏一致性。

维吉尼亚在她的著作《家庭如何塑造人》（Peoplemaking）中阐述了四种不一致或功能不良的沟通姿态：讨好、指责、超理智和打岔。这些是对自己和他人隐藏情绪的几种不同方式。讨好者通过努力迎合他人来隐藏自己的脆弱，点头说"是"，不是由于自己这样认为，而是他的情感生存依赖于此。他认为自己不好，但通过迎合别人，至少他可以感到没有被拒绝。指责者通过努力控制别人，不加区别地反对别人来掩盖自己的脆弱，因此不管自己内心感到多么孤独和失败，他们都要赋予自己某种重要性。对超理智的人来说，生活的每个方面都属于理性层面，他们忽视内在的自我，并确保对任何感觉保持麻木。尽管这种姿态传达的是不参与和控制感，但是他们的内心感受是脆弱的。最后，打岔者用假装压力不存在的方式来处理压力。个体将注意力放在别处，逃离当前情境，也逃避此时的感受。在内心里，打岔型个体内心感到不被关心和与他人隔绝。

大多数人能够用所有这些姿态做出反应，尽管他们通常偏爱某一种模式。那些长期用一种方式来反应的个体会产生躯体症状。讨好者的消化系统可能受到影响；指责者可能在肌肉和组织方面有问题；超理智者可能受到体液问题的困扰；打岔者可能在中枢神经系统方面受损。

采取这些姿态的人们之间的互动具有系统化的特点：一种姿态只有在另一种姿态支持下才可能存在。玛吉和凯西的表演正是一个完美的范例。这四种反应类型不是与生俱来的，认识到这一点也很重要。它们是习得的反应，在早期三角关系时期产生，此时婴儿的生存实际上完全依赖他的父母。

评估这些姿态和家庭交流方式为治疗师的干预提供了指导。为帮助家庭建立一致的沟通，家庭治疗师要鼓励个体家庭成员认识到自己的情绪和想法，将其作为自己的一部分来尊重，然后选择表达它们的方式。讨好者和指责者都需要帮助，认识到他们让自我价值感依赖于其他人对自己的看法和感受，从而阻碍了自己的成长。超理智的人通常是治疗中最大的挑战，因为他们将自己的感受隐藏得如此之好，以致需要通过体验其生命力来感受情绪的注入。打岔者需要在给定的情境下，学会关注现实的自身体验，以及他人的感受。

维吉尼亚认为沟通姿态不是僵化和一成不变的。通过转变和衰减的过程，每一种姿态都可以被"革新"。例如，当一个人做出讨好反应时，发生在他身上的一个损害就是，他持续传达给自己这样一个信息，即没有他人的赞赏，他就一无是处。一旦他知道事情是这样的，就可以将自己迎合他人的愿望转变为温柔和富有同情心的能力。他可以意识到这种能力，并做出选择，而不只是做出总是迎合每个人的自动反应。

同样地，可以将指责反应转变成自信，坚持自己立场的能力。每个人都需要这种能力，但是必须这一行为必须建立在现实基础上，而不是某种自动反应。超理智的姿态可以转变为对理性的创造性使用。运用自己的智慧是令人愉快的，但是如果只是为了保护自己而使用它，就会变得孤单和令人厌倦。打岔型可以转变成顺其自然和幽默的能力。

不一致的沟通通过言语和非言语信息的差异表现出来。治疗师需要仔细观察这些微妙的外部通道特征，例如声调、肤色、呼吸、面部表情、姿势和手势等方面的变化。如果任何一个方面看起来不相配，那么，治疗师就要弄清楚这一点，从而通过帮助个体接触到自己原本没有意识到的情感来深化治疗进程。

总之，大多数沟通一致的家庭能够应对问题。如果在某个具体的问题上需要帮助，他们不需要进行全面革新就可以获得所需帮助。相反，接受治疗的大多数家庭都存在沟通问题，不良的沟通对其功能障碍有重大影响，导致他们前来寻求帮助。

家庭规则

家庭系统的另一个重要特征是支配个体家庭成员行为的规则。家庭规则包括在给定情境下成员认为应该做或者不应该做的所有行为。它们包括外显的规则，如睡觉时间、外出时间和家庭责任分配，还有潜在的、未言明的规则，家庭的每个成员都意识到，但没有提到的，如永远不许谈到父亲的饮酒问题，永远不要提及母亲的第一任丈夫或者四岁时淹死的大儿子。在评估家庭时，维吉尼亚会考察该家庭系统使用的各种规则。接下来介绍一些最重要的规则。

规则是人性化的吗？一个从不允许消极情感出现的家庭，在任何时候都期望每个人表现出快乐的样子，这就是试图以非人性化的规则来生活。不管发生什么事而总是处于快乐状态是不可能的，因此，这种规则导致个体隐藏自己的情绪，感到孤单和缺乏亲密感。此外，按照这一规则生活的人每当不快乐时就会感到内疚，因为他没有遵守规则。消极地看待自己的情绪则进一步降低了自我价值感。

规则是与时俱进，随着环境改变而变化的吗？在维吉尼亚眼中，这是极其重要的一个部分。例如，要求一个15岁的男孩以他9岁弟弟的规则来生活，这样行得通吗？

一个健康的家庭通常是欢迎变化的，或者至少认为改变是生活中必然的一个部分。随着家庭成员年龄的增长，在生活中遇到各种各样的变动，家庭会接受需要不断做出适应的事实。家庭的一个基本信念是，即使此时发生的变化是消极的，但是明天会更好。另一方面，功能不良的家庭通常视改变为威胁，维持现状则成为当务之急。

对待差异的规则是什么？一些家庭尊重差异。另一些则认为差异是不可接受的，是困扰的来源，随着孩子们长大，差异的破坏性也越来越大。当差异不受欢迎时，人们有两种基本处理方式。第一种是假装它们不存在。在夫妻关系中，一方有时会在某件事情上放弃自己的观点，接受对方的观点，因为这要比争论来得容易。第二种方式是自由地表达对差异的反对意见。用这两种方式来处理差异都可能对家庭和谐造成严重困扰。

哪些规则是围绕信息分享的？在一些家庭中，只有父母才能分享重大信息。另一些家庭分享的信息不完整、歪曲、或是错误理解的，给家庭成员造成很多问题。在这类家庭中，个体对于不理解的信息通常是不允许提出疑问的，这又反过来导致前述的沟通功能不良。

一个家庭经常会有一些秘密，旨在保护某些家庭成员——通常是孩子——免受周围现实世界的困扰。家庭成员不会公开评论这些秘密，经常用一些言语将其合理化，例如"你太小了，不懂的"或者"不知道就不会受到伤害。"这些秘密经常被用来保持良好的父母形象，孩子们不会知道母亲在结婚前曾堕过胎，或者父亲有酗酒问题。（当孩子们完全没有注意到的时候，这种做法是有益的。）

即使个体意识到家庭的秘密时，他也不会谈起，就好像它们不存在一样。

支配家庭成员表达自己看到、听到和感觉到的事物的规则是什么？可以向任何家庭成员表达感受吗？或者父母和孩子的规则是不同的吗？当家庭成员不能自由地表达内心感受时，他们的想法和感受会被压抑，最后造成问题。如果一些家庭认为某些感受是合适的（"你应该/你不应该有那样的感受），或者对特定年龄和性别是恰当的（"9岁的男孩不哭，只有婴儿才会哭"），他们会允许这些感受的表达。这就否认了个人体验的有效性。一些家庭只允许表达积极的情绪。消极的情绪应该被否认。由于担心被拒绝、轻视，或者伤害另一个人，因此个体绝对不能表达这些消极情绪（见评论51）。

规定情感和愤怒表现的家庭规则是家庭治疗师的关注点之一。就情感表达来说，主要有两种类型的家庭：公开表达情感的家庭和不表达公开情感，冷漠或漠不关心地对待彼此的家庭。这两种家庭有很多差异。例如，在一些家庭中，丈夫和妻子从来不在孩子面前表达对彼此的感情。在另一些家庭中，当孩子们达到一定年龄时（他们长成了强壮的男性，男性之间表达情感可能被认为有同性恋倾向），父亲不再拥抱自己的儿子。类似的限制也应用于青春期或青春后期的女儿身上。这种令人悲哀的情形是由于人们经常将情感表达和性的表达相联系。

规范愤怒表达的规则也非常重要。一些家庭不赞成表达愤怒，认为那是危险的。另一些家庭认为在某些情形下表达愤怒是恰当的，在其他情形下则不行，或者在某些家庭成员内部是恰当的，在其他成员中则不可以。一些家庭似乎总是处于喷薄的怒火之中。不表达情感的家庭里，孩子们更可能在躯体和言语方面表现出愤怒的行为。实际上，人与人之间相互联系的需要如此强大，以至于如果不能以积极的方式表现出来，就会以愤怒和打架的方式扭曲地呈现。本书第一部分描述的家庭就是一个典型范例。

治疗师可以用一些方式对家庭规则进行干预。当规则不清晰，产生误解的时候，问题出在沟通不良上。家庭成员需要在沟通技巧的许多层面上获得帮助。除了让他们意识到彼此之间表述方式上的差异，为成员们练习新的沟通方式提供机会之外，家庭治疗师也要就家庭的功能不良对其进行教育。如前所述，功能不良有很多原因，其中一个就是个体对有效的沟通方式一无所知。当家庭规则过时、不公平、不清晰、不恰当，或者不符合当前情境时，治疗师需要通过教育者角色来帮助他们。治疗师帮助家庭评估和质疑规则的有效性，帮助他们抛弃导致家庭功能不良的规则。

高技巧的干预要有一些原则，这些原则的主要功能是保护某个或某些家庭成员的自尊。人们通常意识不到这些原则在运作，只有家庭成员感到和治疗师在一起非常安全的时候才会体会到。通常，随着个体家庭成员自尊的提高，他们可能不需要这些原则的保护。这种干预方式常常是治疗第二阶段的重点，我们将在下一章阐述。

总之，治疗师的角色是帮助家庭意识到家庭规则的存在，并重新塑造那些干扰了和谐家庭生活发展的规则。当家庭规则得到矫正后，使沟通能够良性发展的氛围就会形成，并且家庭成员的自我价值感也会提高。

4

人性认同过程模型

　　本章考察了维吉尼亚治疗家庭的整个过程，为那些想学习和实践其方法的人提供了一个模型。尽管这里所描述的治疗过程集中在家庭治疗上，但是这一基本过程也适用于任何其他寻求改变的个体或群体。

　　维吉尼亚将她的治疗方法称为人性认同过程模型：

　　"此时，我认为我的治疗目标是将控制着个体或家庭病态表现的能量重新塑造和转换，将其用于有用的目的。这一观点与我早些时候的看法相反，我以前认为自己的任务局限于消除个体的病症。现在谈到的治疗方法是健康取向的，尽管实际上其内涵不仅于此。我把它叫做人性认同过程模型。"

　　这一模型是维吉尼亚改变过程理念的合乎逻辑的结果。她坚信人类适合成长和改变，能够进行各种各样的转变，她的第一个关键假设就是以此为基础。由此，维吉尼亚将症状看做一个迹象，沟通系统有缺陷的迹象，或者家庭规则正在阻碍一个或多个家庭成员成长的迹象。这些家庭规则起源于父母试图维持其自尊的方式。父母也提供孩子们成长和发展自尊的环境。由于个体家庭成员的自尊对家庭系统有深刻的影响，因此萨提亚家庭治疗方法的重点在于帮助个体家庭成员提升自尊。

　　她的第二个假设是每个人都拥有他们成长发展必需的所有资源。治疗过程包括帮助人们认识到这些资源，并且学习如何使用它们，最终获得新的应对技能。在这个框架中，症状只是一个切入点，对应对过程的解释才是重点。治疗师需要了解症状是什么，因为它提供了功能失调的线索，但是，治疗的重点在于找出功能失调的过程。

维吉尼亚的第三个假设是，家庭是一个系统，每个人、每件事都是相互影响的。因此任何情况都是复合刺激与复合效应的结果，也就是说不能将结果归咎于某一个人。治疗师的任务是将这个基本系统概念对家庭成员起作用。

第四个假设是，维吉尼亚认为治疗师本人及其理念是治疗时最重要的工具。要用这一方法来帮助人们改变，治疗师必须坚信人类有成长和改变的能力，他们自身拥有所需的资源，问题是多重原因造成的。他必须能够为家庭成员做出一致性沟通模式的示范，为了改变，家庭需要看到何为沟通一致性。治疗师能够对沟通中的隐含信息做出反应，并且要做出非评判性的反应，这些都是非常重要的：他们为家庭提供了新的沟通模式。治疗师的人性比他的专业技术更重要。

作为治疗基础的这四个基本假设不容易遵守。当观察维吉尼亚进行治疗时，我们会接收到大量的信息：她移动的方式，她的声调，她触摸家庭成员的方式，下一个她要转向谁，面对家庭的不同成员她使用的不同感觉线索，等等。我们很容易感到迷失，难以看到她系统化的方法和组织结构。她的治疗过程通常平稳流畅地向前发展，没有任何明显的转折，然而事实上，维吉尼亚的治疗过程是高度结构化的。

人性认同过程模型可以划分为三个阶段。它们会有所重叠，没有清楚的界限，但是，三个阶段具有各自独特的特征。通常在一次会谈中每个阶段都会得到体现，尽管不同阶段在时长上有所不同。整个治疗的进展也是以这三个阶段为特征的。

第一阶段包括与家庭建立关系，制定非正式的治疗契约。第二阶段的特征是混乱，此时治疗师对家庭系统进行干预，使家庭现状受到扰动。第三阶段是对家庭进行新的整合。

第一阶段：建立关系阶段

与家庭成员建立关系阶段从治疗师与家庭进行会谈开始，到治疗师认为已经收集到了足够的信息，与家庭成员之间建立了足够的信任，可以进入下一阶段为止。

家庭常常是由于某些负面事件前来接受治疗。他们对一个或者多个问题感到痛苦无助，并且经常伴随着耻感。通常，他们对治疗中可能发生的事情感到焦虑。治疗师的第一个任务就是要使他们感到舒适，产生希望，并且信任治疗师，这样可以使家庭成员最终愿意承担改变所必需的风险。为了达到这一目的，治疗师要积极营造治疗氛围，并引导治疗过程。治疗师的学识、安慰和引导，向家庭成员传达了他无所畏惧，以及处理痛苦事件的能力。

在会谈开始时，维吉尼亚通常用握手的方式与家庭所有成员进行接触。当与个体接触时，她将全部注意力集中于此人，让他感到此刻自己是唯一重要的人。治疗师要用这种方式对待每个家庭成员，使他感到被重视，因为通常在家庭中至少会有一个家庭成员感到自己不怎么重要（尤其是在功能失调的家庭中）。治疗师一定要坚信，每个家庭成员都是一个独特的个体。本书第一部分的第6条评论中是将家庭成员个体化的完美范例，维吉尼亚向双胞胎征求建议，如何才能将她们区别开。建立相互关系的简单过程，以及带着真诚的兴趣倾听每个人讲话，这都提高了个体家庭成员的自尊水平，使他们对自己感觉更好，并产生希望，相信情况会向好的方向发展。

建立信任的另一个方式是营造安全的治疗氛围，家庭成员暴露自己或者其他人的事情时，不必担心有不好的结果。因此，对一个事件的描述在非治疗情境下可能引发治疗师的消极反应，但是在治疗情境下，他要对此采取完全非评判性的反应。维吉尼亚在第11条评论中的反应很好地体现了这一点，她告诉科比，有时人们确实会产生愤怒的反应。当治疗师的反应表明，其他人也会有类似的情绪时（评论20与22），家庭成员也会认识到，治疗师认为所有的情绪都是合理的。

营造非正式的会谈氛围也可以发展相互信任的治疗关系。在这样的氛围中，个体家庭成员不会有压迫感，认为自己可以自然地表现。维吉尼亚经常通过举一些自己的例子来降低治疗的正式性。告诉家庭成员她本人也有一般人的困扰，她会在需要时讲述自己的经历。例如第4条评论中，维吉尼亚告诉露西和丽莎，自己也有两个双胞胎弟弟。第10条评论中，通过谈论自己童年时期的一个事件，她与科比进行了有效的沟通。

在治疗最初阶段，表面上似乎没有发生什么，但是，治疗师已经开始教给个体成员新的技能，也帮助他们使用已有的技能。治疗师帮助家庭成员更好地观察自己看到的事件（评论14），并以非评判性的态度报告自己的观察。通过学习更完善地关注自己的内心活动（情绪）或外部活动（看到、听到和接触到的），家庭成员能够建立彼此在当前情境中的联系，而不是依靠过去的记忆和自己的想象。

在这时，一个肤浅的观察者会暗自想，治疗何时才真正开始。实际上，维吉尼亚会花5到45分钟，或者更多时间来和家庭接触，直到她找到家庭前来治疗的原因。这是因为维吉尼亚认为在对情境做出有意义的解释之前，治疗师首先需要获得家庭成员的接纳。

在这种非正式的、开放的治疗过程中，家庭成员会在治疗情境下逐渐发展出彼此信任的关系，维吉尼亚也在为进行治疗收集重要的信息。尽管她可能不完全明了家庭前来寻求帮助的原因，但是，她会获得对家庭系统的初步理解，并就家庭成员在许多生活方面的应对方式做出一些假设。通过家庭成员相互交谈的方式，维吉尼亚了解到他们如何看待自己；他们是倾向于相互支持彼此的自我价值感，还是相互诋毁；以及该家庭可能有的沟通障碍种类。她也会收集支配这个家庭系统的一些规则。通过关注沟通和自我价值感问题，维吉尼亚了解到个体家庭成员保护他们自尊的技巧或防御策略。她需要这些信息来帮助个体家庭成员改变和成长。

在维吉尼亚的治疗方法中，收集有关家庭生活过程或者家庭系统的信息非常重要。治疗的重点在于改变这些过程，问题本身的重要性则次之，仅仅被看做是家庭系统功能失调的一个后果。

与家庭建立了关系，并且开始收集有关家庭系统的信息之后，维吉尼亚将注意力放在家庭寻求治疗的原因上。她会询问家庭成员的愿望，可以做出的改变或者对治疗的预期，而不是询问"问题"本身（评论17）。她可能会轮流询问每个家庭成员。有时，就像本书第一部分那个家庭，如果她感到其他家庭成员都已经同意了曾经提到过的一些期望，她可能只会问一到两个家庭成员。通常，随着家庭成员开始表现出愿意处理这些富有意义的主题，该阶段开始时缓慢的治疗节奏得到了补偿。

维吉尼亚在完成评估之前就已经开始对家庭系统进行干预了。这种重叠既有益于家庭，也有益于治疗师。家庭成员们逐渐感到做出改变是可能的，并积极参与干预，同时，治疗师也有机会对家庭做出进一步的评估。

第一阶段的干预有自己独特的特点。维吉尼亚此时主要的治疗目标是让家庭成员明确她所观察到的一些事实，并使那些家庭成员们隐约知道的事实变得明显。（在第28条评论中，维吉尼亚指出家庭中有一些小的导火索。）她不会就观察到的内容做出反应，而只是简单地陈述"这是我所看到的事情。"不会在陈述中附加任何评判。第一阶段的干预也会让家庭成员意识到，不同的人对同一情境有不同的看法。这一认识对于他们了解自己的家庭系统和家庭动力非常重要。

维吉尼亚经常让家庭成员进行现场实验，扮演或者"雕塑"某一情境下的自己（评论38、40、41），这种方式使得她所看到的正在发生的事情变得生动。尽管雕塑在第一阶段不是一个完整的领域，但是在这里提到它似乎比较合适，因为雕塑过程可以提供相当多的有关家庭的诊断性信息。使用雕塑技术会涉及几个或者全部家庭成员，与让家庭成员口头交流想法相比，雕塑技术可以更快速地澄清某个情境。此外，雕塑过程是动态的，会带来新的信息和认识，并且经常可以很幽默地呈现（至少是部分地）。让家庭能够嘲笑正在发生的事情通常是一个重要的治疗步骤。

在第一阶段，维吉尼亚会向家庭成员提出大量有关他们感受的问题。她会谨慎地以令人舒服的方式来做到这一点：她不会逾越他人的防御机制来刺探，人们只需表达那些已经存在于家庭公开领域的感受。

通常在会谈早期，许多家庭成员会表达愤怒情绪。表面上这似乎是家庭的关键动力之一。但要注意维吉尼亚不会纠缠于这类愤怒上，尽管她明显意识到这种愤怒的存在。她通常会在这些愤怒出现的时候绕过它，因为她认为在没有发展出积极的关系之前，关注愤怒无疑是打开了一个无底洞。她认为，人们使用愤怒作为防御来掩盖受伤、痛苦、失望、恐惧、孤独等情感。人们这些情感隐藏在愤怒背后，以保护他们的自尊（评论78）。维吉尼亚的方法是营造一种氛围，在这个氛围下，她可以帮助家庭成员直接处理这些隐藏的情感。如果感到愤怒正在造成严重的问题，她会帮助家庭成员找到一个更具创造性的处理愤怒的方式，这和将处理愤怒作为治疗重点是不同的。

在这一阶段，治疗师也会评估每个家庭成员的边界。在躯体上、情感上，他需要和每个人保持的距离是多少？为了了解在治疗第二阶段可以冒多大的风险，治疗师必须考虑每个成员的需要和顾虑。

在治疗的第一阶段，许多治疗师喜欢与家庭制定一个工作契约。他们讨论彼此的期望，会谈的时长和次数，以及有关治疗关系的其他重要细节。当需要的时候，维吉尼亚也会与家庭讨论这种契约，但是她的方法以灵活著称，通常在这个阶段她无法预料治疗工作会把她带到哪里。然而，她确实会在互信的基础上建立一个非正式的契约，她会让家庭成员知道，他们对于承担多大风险保有决定权，她不会在他们没有准备好的情况下推动他们跨越界限。

第二阶段：混乱阶段

治疗过程的第二阶段被称作混乱阶段是非常准确的。第一阶段还保持着家庭的现状，第二阶段的特征则是普遍的困惑与混乱。维吉尼亚帮助家庭成员放下自我防御与保护，面对以往不敢展示给自己或他人的部分。这是揭掉"愤怒盖子"的时候，个体开始能够表达自己隐藏的痛苦、脆弱，以及让自己感到羞耻的弱点。尽管表达这些伤痛很痛苦，但它是家庭产生亲密感和支持性氛围的必要条件。

混乱阶段的特点是一个或多个家庭成员愿意承担风险而进入未知领域。承担风险的个体被非理性的恐惧所淹没，感到厄运正在接近。这些恐惧类似于以往婴儿时期的感受，在那时，失去爱就等同于死亡，个体为了生存极度依赖于他人，完全是脆弱的。在某些层面上，同样的恐惧也存在于任何进入未知领域的人身上。通常，这种风险纯粹是心理上的，尽管在某些家庭成员身上有时可能表现为躯体症状。例如，可能会爆发哮喘，或突发癫痫。（在电影《危机中的家庭》【注】里描述了一个这样的病人）。

个体第一次体验到进入未知领域的痛苦时是感到最害怕的。在那一刻，他无法依靠自己的资源，跳起来，却不知道自己将在哪里落地。在治疗过程中，随着不断的处理，使得个体可以承受这种不确定性带来的模棱两可感，这种致命的忧惧会逐渐减弱。个体也能够将这种感受与接踵发生的，在新领域中的掌控和成长联系起来。

当某个人承担风险揭露了自己时，他所揭露的内容通常只是让他自己感到害怕。突破在于他愿意并能够分享一些对自己来说难以启齿的事情，而不是他所说的内容。这是个体开始接近自己内心的第一步。能够允许自己进入脆弱的领域，预示着个体愿意做出根本性的改变。

这一阶段的干预尽管与其他阶段没有显著差异，但还是有一些特殊之处，使得第二阶段具有其独特性。治疗师必须清晰、坚强、有力地帮助个体度过这一难关。需要的时候，维吉尼亚会表现出强硬（评论47和52），尽管有时我们很难观察到。因为在强硬的时候，她的风格仍然保持着关怀和温柔。只有在与

【注】 Virginia Satir, A Family in Crisis. Palo Alto: Science and Behavior Books, 1972.

个体建立治疗联盟之后，涉及到个体的阻抗部分，她才会表现出强硬。换句话说，她已经与个体成长的目标建立了联盟，并且与他渴望成长的部分形成了合作。如果没有形成治疗联盟，维吉尼亚是不会强迫个体的，因为这会破坏个体的防御领域和他对治疗的信任。直到个体愿意承担风险的时候，他才会成长。如果信任没有建立，个体也没有改变的愿望，那么治疗师的强迫就类似于强迫喂食，个体对此的抗拒会妨碍真正的改变。

有时，对于维吉尼亚能够如此轻易获得家庭成员的合作，观察者感到大为惊奇，并把这归功于维吉尼亚个人的超凡魅力。尽管个人魅力可能存在，但是她能够获得他人的合作，主要原因是她了解在特定时刻，家庭成员愿意承担怎样的风险，并且给他们提供所需的支持，帮助他们克服自己的困难（评论79～84）。

除了支持其正在处理的个体，维吉尼亚也会同时支持其他家庭成员。她对其他成员的反应保持关注，如果需要的话会将注意力转移到紧急事件上（评论62）。如果一个治疗师忽视紧急事件，充耳不闻地继续原来的主题，那么家庭成员们会认为他没有处理当前情境的能力。

混乱阶段的另一个重点是，治疗师需要让来访者将注意力集中在此时此刻。与关注此刻的现实相比，在这个阶段人们会更多地接触其自身内部的混乱，他们的恐惧会被过去的记忆或者对将来的不确定感所强化（评论101）。治疗师的任务是把他们带回到此时此刻，帮助他们使用自己的感觉能力，迫使他们注意现实发生的事件，而不是想象中的。第90条评论是说明这一点的范例，维吉尼亚让玛吉用自己的手来感受凯西的皮肤，将她带回到当前情境中。维吉尼亚强调此时此刻是唯一的现实；随着来访者逐渐适应这个现实，他就会重获对自己命运的控制感。在这个阶段，不要做出在接下来的10～15秒中不能实施的决定。

维吉尼亚的治疗艺术在于在强硬与共情之间取得平衡。当她努力寻找另一个渠道和桥梁时，她会有无限的耐心。这种掌控感很难达到。由于这一阶段的各种混乱以及自身治疗技能的局限，一些治疗师无法进入这一治疗阶段，但是这个阶段对改变的发生至关重要。

讨论了家庭成员会承担的风险之后，我们必须指出，对治疗师来说，这种承担风险的感觉并不弱于前者。在混乱阶段，他必须要拥有诸多技能，以响应即时的要求，并且不会预先知道会用到哪一项技能。他必须迅速做出决策，并且要接受下一步治疗会进行到哪里的不确定性。他可能会遇到来访者激烈的反应，这些都是未知数。此外，像其他所有人一样，治疗师也会有同样的弱点，包括如果治疗师高估了与来访者建立的关系的强度，或者高估了来访者接受支持的能力，他就会遭到来访者的拒绝（评论70）。

第三阶段：整合阶段

当前一阶段的混乱处理完毕，治疗就进入了第三阶段——整合阶段。尽管第二阶段的特征是困难、绝望和进退两难，但是第三阶段则以充满希望、愿意尝试新的行为方式为特征。这个阶段的长度是不固定的，是情感上的休憩时间，如果需要的话，家庭可以和治疗师一起完成一个主题。整合阶段标志着一个疗程的结束，或者是下一疗程开始之前的必要停顿。如果第三阶段之后治疗没有结束，那么从一个主题结束，到顺利过渡到新的主题开始是可能的。显然，在接下来的一轮治疗中，"建立关系"阶段不需要像家庭与治疗师第一次见面时那么精细了。

在实践中，治疗的这些阶段不会像前面描述得那样清晰。它们经常是重叠的，并且通常所有家庭成员也不是在同一时间处在同一阶段。例如，在本书第一部分中，当维吉尼亚单独对父母进行工作的时候，他们俩都进入了第二阶段，然而孩子们没有感受到父母的全部痛苦（除了丽莎，评论62～63）。

治疗师需要知道当前治疗处在哪一个阶段，这一点非常重要。尤其重要的是，在家庭还没有机会整合混乱阶段所发生的事情时，治疗师不应该结束治疗。在第一次会谈时这一点尤其关键，如果治疗师的时间有限，那么在进入第二阶段之前，他需要等到下一次治疗。

另一种看待这三个阶段的方式是将其作为治疗中发生的周期运动。第一个周期代表了整个治疗的全景。在本书的会谈中，这个周期只重复了一次（当玛吉能够体会到自己的需求且冒风险说出它的时候，治疗的第二阶段就开始了。）在一个充满压力的表演之后，当玛吉与凯西可以坐下来一起为外出制定一个协议的时候，第三阶段就结束了。

在治疗中，维吉尼亚将自己看作是治疗过程的领导者，这指的是她的专业知识帮助人们对自己的生活做出决定，而不是替他们做决定。区分治疗过程的领导者和人的领导者是很重要的：只有在人们放弃为自己的生活做决定的权利时，治疗师才可能成为人的领导者，在这种情况下治疗不会发生。维吉尼亚非常谨慎地考察人们愿意进行新体验的程度，她让他们意识到涉及的风险。这使参与者得以掌控自己的生活，使治疗师确信他们了解这些风险，相信并且愿意承担风险（评论109）。

作为治疗过程的领导者，治疗师也设定了治疗的节奏。有时，会谈看起来进展非常缓慢，有时会很快。

维吉尼亚在治疗过程中的关注点并不总是很明显。有时，她会花很长时间在具体的情境上面，让人觉得她非常地以内容为导向。然而，维吉尼亚考察的内容通常与家庭成员所认为的问题无关。相反，它给予家庭成员一个机会去修通他们觉得无需防御的主题，并且它可以让治疗师在许多层面上观察家庭成员之间的互动。在本书第一部分的开始，维吉尼亚找出家庭成员们如何区分双胞胎的策略，这是诠释这一点的非常好的例子。类似这样的具体细节可以帮助治疗师对家庭的互动过程形成一个整体认识。那些学到问题解决技巧的家庭成员可以将这些新的技巧应用到其他情境中（评论98）。

在治疗进程中，治疗的整体方向经常会让位于某个紧急事件。治疗的艺术就在于保持整体方向与新出现的问题之间的平衡。这一过程就好比是穿针：如果人们忽视了已经跟针眼差不多大小的结，那么穿针工作就受到了阻碍。同理，治疗师忽略，不去处理一个皱眉或者其他认为明显不重要的细节时，那么治疗进程可能会受阻。维吉尼亚会检查自己每一步的干预，以确保没有形成这样的结（评论88）。

维吉尼亚经常将自己的治疗比喻为织布。织布的过程包括拿起那些看来没有联系的线，把它们联系起来，直至形成一个条理分明的图案。同理，一个家庭成员表达的一个想法或线索，会通过其他家庭成员的补充而得到扩展。然后，另一条线索被拿起并加以发展。被放下的线索在后来会被再次拾起。最后，看似没有联系的线索会组合起来形成一个新的图案。

最后，我认为维吉尼亚的治疗中包含着丰富的认知信息。维吉尼亚对教育和治疗不做区分，她认为它们处于同一连续体中。她曾经认为问题是情绪性质的，但是在积累了多年的家庭治疗师从业经验后，她认为问题的产生是缺乏某些知识的结果。例如，在我们的文化中，大多数人从来没有被鼓励去恰当地看待事物。始于从婴儿期开始的教育过程的结果，孩子们认识到很多事情他们不应该看见，或者至少不应该评论。长时间地看一个人被认为是非常粗鲁的，因此我们习惯于关注自己的意象，而不是周围的现实。基于同样的原因，我们需要特别鼓励那些不关注内心信息的人们去关注他们自己的感受。简而言之，由于缺乏教育，人们实践维吉尼亚"五大自由"的能力在很大程度上被削弱了。不仅是治疗中的家庭成员表现出这样的问题，大部分治疗师也存在同样的困扰。

基于这个原因，家庭治疗师的培训过程与治疗过程非常相似。会谈中很多例子维吉尼亚会用于她的教学模式中（评论8、29、42、59和69）。

5

作为个人和专家的家庭治疗师

运用维吉尼亚治疗模式有很多种方式。一些人常常会在观摩了她的演示之后，没有领会和理解她那些工具的内容含义，就急于采用生搬硬套的方式来使用这些技术。另一些人则对他们所看到的一切充满敬畏，以至于把萨提亚看做是一个独一无二的特殊现象，并将她隔绝起来作为一位拥有凡人不可能获得的特殊魔力的领袖。我并不想对萨提亚在治疗过程当中所表现出的独特技艺以及她吸引观众的特殊才能给予任何的贬低，而是想强调，上述这样一种认识态度无疑是对她在发展自己治疗技术的过程当中所投注的巨大努力和劳动的忽视。通常我们口中所说的直觉，即便确实存在某种先天能力的成分，但更多的还是多年学习和考察人类和家庭运作过程的结果。

介于上述这两个极端之间的是另一类人。他们被维吉尼亚的方法深深折服、难以忘怀，学习她的众多方法，并将它们融会贯通成为适用于自身的独特方式。通常，那些成为萨提亚重要门徒的弟子们，之所以会被她的工作所吸引，完全是因为她所做的事情激发出了他们内心的共鸣。

前一章特别关注维吉尼亚在治疗家庭时的过程。本章的重点则是一位心理咨询师要想使用这些技术和方法，需要具备怎样的个人和专业品质。要回答上述问题，我们需要首先探讨对构成萨提亚整个治疗过程基础的假设和价值观的认同，然后是具体的治疗技巧，最后，我们将讨论治疗师可以获得相关培训的各种渠道。

基本的价值观和假设

"人与人各具差异"，这条维吉尼亚固有的观念同样适用于希望运用她的治疗方法的咨询师。而令萨提亚感到欣慰的事实，就是心理治疗师无论在人格、行事风格和技术特点这些方面具有多大的差异，都可以建设性地使用她的方法。她鼓励自己的学生和同事自愿去尝试和学习所有她能够提供的，但是只从中吸取那些适合自己的。因此，对于那些使用她治疗方法的人来说，形成了彼此联系纽带的，绝非一套治疗技巧和工具，而是对于构成她治疗工作根基的基本假设和价值观的认同。

第一条需要我们认同的承诺，就是对生命的所有表现形式怀有欣赏和感恩之心，并相信只要给予恰当的条件，任何生命形式都会朝着自我发展的方向成长。这一对于发展模式的信念，不但可以应用于整个治疗过程，也同样适用于治疗师本人的个人目标。

第二条需要我们认同的承诺，就是假定每一位来访者都蕴藏着自我成长的种子。这一观点认为，治疗师就像园丁，不但了解这些美丽的植物所需的最佳生长条件，而且为它们的成长提供必需的养分和气候环境。心理治疗师也被比喻为产婆，跟随着来访者自身的努力，鼓励新的可能性诞生，而非创造它们。事实上，治疗师所要做的，就是帮助生命力展现出来，但是这些生命力是独立于他而存在的。

对上述假设的认同常常会让某些治疗师处于难以解决的矛盾中。一些带着拯救受苦来访者的愿望进入这个行业领域的的心理治疗师，通常是假定来访者自身并不拥有改变的资源的。而从另一个角度来看，在维吉尼亚的方法中，所有时刻来访者都需要对自己负责，而治疗师必须放弃拯救者的角色。

欣赏和感谢家庭发展的整个过程，以及其中包含的奋斗和种种可能性的感念和欣赏，是需要我们认同的第三条承诺。感谢和欣赏并不一定意味着爱，而是一种非评判性的态度。治疗师要不带任何指责和批评地，以一种多原因的视角来看待所有发生的事情。

治疗师的第四条承诺，就是要带着开放的态度，愿意将自己的人性当做治疗工具来使用。在此，我们将引用维吉尼亚的一段话：

"让自己成为一名心理治疗师，是一件令人敬畏的工作。为了配得上这个目标，个体需要不断发展自己的人性和成熟度。我们在处理的是别人的生活。在我的观念里，学习成为一名心理治疗师可不像是学做水管工。水管工通常依赖技术，而治疗师则需要更多。要知道，水管工不必去爱自己组装的管道。而无论我们使用何种技术，属于何种哲学流派或家庭治疗流派，我们实际所做的工作就是将我们作为人类的一面慢慢灌输到他人身上。

在教学中，我关注治疗师作为人的深度。我们是和人打交道的人。我们需要能够理解和爱我们自己，需要能够去看、去听、去触摸，并且理解那些我们看到的东西。我们也需要能够创造出一种环境，让我们可以去看、去听、去触摸和理解。"

这样一条承诺在治疗过程中可以有很多不同的解释。治疗师必须乐于将自己作为改变过程当中的一分子。尽管治疗师在处理人际关系上是具有特殊技巧的专业人士，但是在"做人"这个水平上，心理咨询师并不优于任何一位家庭成员。他必须愿意不断冒险尝试揭露自己的感受，并且在还不清楚发生了什么的情况下，相信内心的知觉。信赖自身反应从诊断角度来说具有非常重要的意义，即便治疗师可能并不知道其自身感受的真正意义，当治疗师在表达这些感受时，家庭可能对此做出消极的反应，这是治疗师所要冒的风险。

家庭在将治疗师看做一名专家的同时，也认识到他的脆弱性，这两者之间需要有一种微妙的平衡。这意味着治疗师必须通过多种不同方式来展现自己的专业性：通过他的自信和领导才能，以及当他意识到工作中存在的破坏性力量时的积极干预。治疗师勇于揭露自己的态度和意愿同样也为家庭提供了一个榜样，证明感受本身并没有破坏性，而能够对自己的感受保持开放的态度则是成长必需的步骤。

比起将某些已经存在的理论框架硬套在当前情境上，将表现自身脆弱性的能力当作诊断工具的效果要好得多。试图让家庭去适应某个理论框架可能会危险地蒙蔽治疗师的眼睛，让他看不到自己眼前存在的家庭现实情况。而从另一个角度来说，将个体的开放性、脆弱性和感受当做治疗和诊断工具，一开始无疑是令人恐惧的。治疗师也许会觉得，自己多年来学到的"如何做治疗"的专业知识正在慢慢耗尽，使他赤身裸体，就像丢掉了龙袍的帝王。而随着治疗师越来越熟悉整个方法，他会逐渐意识到，这个方法同样具有结构和精密性，即使刚开始这一点并不十分明显。

最重要的是治疗师必须愿意承受在一个持续流动的状态中，一个动态系统的不确定性，并且许多变量可能在任何时刻爆发出来。他不能以刻板的模式，依照某个缓慢发展的计划开展治疗，而必须具有不断调整和转变的能力，有时甚至需要在一次会谈过程中进行多次调整。治疗的外在过程不稳定，使得治疗师内部的一致、平衡和强大成为必需的。否则，治疗师在使用这种方法的过程中会感到不适。

使用这一治疗方法的治疗师应该具有的另一种重要人性特征就是谦虚。谦虚首先表现为承认自己并不知道什么是对某个家庭或个体最好的。其次，谦虚表现为承认依靠自身内部知觉的局限性。在本书的第一部分有很多例子描述了维吉尼亚如何检验她自己解释的准确性。因此，治疗师必须愿意相信自己的直觉，将它作为工作上的指导，同时又不会被这种直觉所蒙蔽和局限。

最后，使用这一治疗方法的治疗师必须对生命力量心怀敬仰，并愿意努力使其得以积极地展现。治疗师所表现出的这种态度，意味着他承认这种生命力量存在于他遇到的每一个人身上，甚至包括那些行为极其卑劣可耻的人。他会带着对这种潜能的高度尊重、敬仰和敬畏之心，来对待每一个人。

维吉尼亚曾经这样描述心理治疗师的人性：

"我现在越来越清楚地认识到，每当我们尝试去帮助另一个人的时候，必须要做的一点就是对人类的灵魂给予深深的敬意。二十年前，我曾经非常小心地避免提及灵魂这个字眼，因为它属于宗教范畴，而在心理学这门'科学'中没有它的立足之地。而现在我认为，如果宗教真能起作用，那么心理治疗根本就不会诞生。现在我能看到人类灵魂以不同的方式展现自身。对我来说，对于灵魂的感受，不但反映了我们如何定义自己身为人类的价值，还反映了我们如何对待自己的身体和情感，以及我们周围的动物和植物。养育这个词常常出现在我脑海当中。它指的并不是依赖或是纵容自身，而是这样一种自由，让我们可以发自内心地去爱、去重视我们自己。我不相信一个得到了真正养育的自我，会去虐待自己或是他人。更进一步地说，我相信人类的灵魂实际上是一种生命力量或者说能量的展现，这种能量不断地塑造和再塑造着其自身。我相信我们正站在一次重大突破的起点上，向着适应一个全新的精神世界而迈进。我发现，那些已经实现了自我价值和自尊的人并不需要'不劳而获'。他们清楚地知道，自己的生存更多地是建立在自身能力的基础之上，他们也清楚地知道，他们是自己的决策制定者，他们可以控制自己的反应和发出信息的方式。他们坚信，生命是一个不断发展变化的过程，可以持续地改变。"

个人治疗技巧

一名认同上述所有假设的治疗师，同样也会乐于对自己的情感障碍保持开放的态度，并且愿意更多地了解自己。这一部分将总结一些治疗师需要培养的个人治疗基本技巧，帮助他们取得更好的治疗效果。在一个发展模型中，对于接受治疗的家庭成员，或其他任何寻求发展和改变的人或系统，这些品质和技巧当中的绝大部分都是需要的。因此，在本章这一部分中使用的"治疗师"和"个人"这两个词，从某种程度上来说是可以相互替代的。

治疗技巧中的第一个就是"表里一致"。一个表里一致的人可以接触自己的感受，无论这些感受是什么。他不会评判它们，也不会因为有这些感受而苛责自己，他只会把它们看做自己此刻内心状态的温度计。只有承认了当前存在的情况，治疗师才能够处于一个可以自由支配自己的位置上，才能够更好地去看、去听和去做决定，而不受到内心对白的阻碍。除了能够意识到自己的感受，表里一致的个体还会为这些感受承担责任，不因为拥有它们而自责。

如果迈向表里一致的第一步是承认自身的感受，那么第二步就是要认识到，对于如何处理这些感受，每个人都有多种选择。有时候表达出自己的感受是明智的，而其他时候不这样做可能是更加健康的表现。在这个方面，时机的把握是非常重要的：对于一位因为妻子忘记付房屋贷款而愤怒不已的丈夫来说，选择在妻子急于上班的时候告诉她这一点，无疑是一个大大的错误。同样的错误还表现在，一位治疗师在治疗的第一次会面中就告诉一位父亲，自己现在体验到了一种悲伤的情绪，因为这位父亲唤起了她对于自己最近刚刚过世的丈夫的思念。显然，如果这些感受干扰了整个治疗过程，它们最终一定要得到处理。而对于表里一致的个体来说，重点在于他们通常可以意识到自己的感受所存在的环境，并且以一种和环境匹配的方式做出反应。人们常常会对自己的感受心怀恐惧，因为他们不知道自己有权选择如何对这些感受做出反应。不幸的是，这种意识的缺乏完全是一种教育过程导致的，因为我们接受的教育常常会将不可接受的行为和某种感受混淆在一起。一个向自己的兄弟扔石块的孩子必须被教导，这种行为是不可接受的，他需要发展出一些不同的方式来处理自己的愤怒。而在现实中，这个孩子却时常被教导说，愤怒的感受是一件糟糕而又错误的事情。

表里一致是保持个体精神集中的重要的先决条件。所谓精神集中指的是个体能够将注意力完全放在当前情境，而不考虑未来要发生的事情。如果一个正准备发表重要演说的人的大脑完全被即将要做的演讲所占据，以至于无法注意到一辆迎面而来的汽车，并因此被撞到，那么他对于未来事件的关心已经妨碍了他保持精神集中。相同的问题也会发生在治疗过程中，特别是在混乱阶段。如果治疗师对任何其他事物的关心超过了对此时此刻的关注，那么他将不能对从已知到未知的探索旅程中所需要的每一个步骤给予注意。

治疗师还需要知道，自己什么时候丧失了客观性，以及平衡和控制感。那么，在对家庭进行任何治疗之前，他的主要任务就是重新集中精神。维吉尼亚强烈地感受到对精神集中的巨大需求，以致她的绝大部分工作坊或是培训课程都会以冥想或集中精力练习作为开场，希望借此帮助每个人从对过去或未来的关注中解脱出来，把注意力放在当前情境。

治疗师对自己内心体验的检验能力是他所能够拥有的最重要的治疗工具。如果一位治疗师对会谈的内心体验和他观察到的其他所有信息都不同，而他又能够完全肯定这个体验和他自身的生活经历无关，那么最有效的处理方式就是依赖内心的信息。对于心理治疗师来说，变得能够觉察和信赖自己的内心体验，需要花上很长的一段时间。但是一旦他可以做到这一点，也就常常能够在治疗遇到困境时找到另外的解决途径。

除了能够对内心的信号做出反应，心理治疗师还必须随时意识到，他的身体姿势会传达出他对治疗中的家庭的感受。举例来说，如果他发现自己越来越陷入所坐着的椅子中，那么他可能需要检查一下，是否治疗这个家庭给自己带来了沮丧和抑郁的情绪。

高明的治疗师懂得依靠自己的感觉通道。他的视觉、听觉、感觉、嗅觉和味觉能力都需要得到发展、演练和明确。治疗师越能够依靠自己的感觉，也就能够越准确地观察到正在发生的事情，而对于自己看到的复杂的行为和躯体线索，他需要做出的臆测推断也越少。治疗师需要能够观察到家庭成员们的躯体信息和他们的言词、语调以及表情特征之间的一致性，需要能够把这些家庭成员的躯体活动和当前发生的事情联系起来。而敏锐的感官无疑是一项重要的资源。

随着心理治疗师不断发展自身这些品质和技巧，他逐渐可以对自己的来访者起到榜样和示范的作用。而其中最重要的示范，可能就是治疗师在并不知道自己感受的真实含义，或家庭会对这些感受作何反应的情况下，仍然愿意冒险将这些感受暴露出来。由此，他以身作则地向这个家庭证明，感受不但没有破坏性，反而会帮助我们成长，因为正是他们的真实表达确保了系统的开放性。

培训

那么，那些对使用这套治疗方法感兴趣的心理治疗师，应该怎样获得必需的技能和素质呢？到目前为止，维吉尼亚还没有一所正式的学校或是培训机构能够给予治疗师这方面的认证。大部分将自己看做是她弟子的人都曾经在当地参加过最少一个月的密集培训。而其中一些人已经跟随她在各种培训机构中进行过多年的学习了。除了这一类团体，维吉尼亚还与其他一些被她看做是同伴的人一起创立了Avanta网络组织。尽管这个网络组织的大部分成员是家庭治疗师，但是也有一些其他治疗流派的成员。将所有这些成员联系在一起的，是他们对维吉尼亚"7C"原则的认同：

承诺保证（Commitment），它指的是拥有这样一种价值观或思想方法，认为人是需要优先考虑的，而我们所有的工作和生活都是朝着这个方向进行。

表里一致（Congruence），它的基本含义是，我们要朝着诚实坦率的方向努力，让自己的内心体验与外在表现相匹配。

协调相容（Compatibility），它指的是我们可以和遇到的每一个人建立起人际联系。

有能力（Competence），它指的是我们利用从各种学习中得到的信息，在不断提高自身技能和对人的理解的同时，形成一个更加完善的自我。

相互合作（Cooperation），它指的是人们相互支持，而不是分裂和竞争。

慈悲心（Compassion），它指的是和另一个人有相同的感受，并能够站在对方的立场和角度来思考问题。

意识层面（Consciousness），它指的是我们能够意识到自己与宇宙生命力量的联系。

大同世界（Community），它指的是我们承认，我们每个人都是人类和环境的一分子。

Avanta网络组织使维吉尼亚能够扩充自己的培训资源，许多Avanta成员都是萨提亚一般治疗方法的培训者。一些成员甚至拥有属于他们自己的家庭培训机构，供那些有志于家庭治疗的学生学习。（需要补充的重要一点，就是有一些维吉尼亚的学生并不是Avanta网络组织的成员，但是他们在从事家庭治疗，以及成为家庭治疗师的培训中，同样认同"7C"原则。）有关上述家庭治疗培训机构的信息，读者们可以从Avanta网络组织当中获得：P.O. Box 7402，Menlo Park，CA 94025。

从1980年起，在Avanta网络组织协助下，维吉尼亚每年都会举办一个"过程社区"（Process Community）。这是一个为期四周的密集培训，它将个人成长和形成萨提亚治疗方法的基础的特定治疗技巧和技术结合在一起。参与者可以得到融合理论指导和实践经验两方面内容的学习体验。在维吉尼亚的教学工作中，这两个方面的学习是密不可分的：每当要对培训更理论化的方面（第一章中描述的一些概念）加以扩展时，她就会用一个实践方法来巩固教学。同样的，她也会将实践学习纳入理论框架中，以解释实际用途背后的理论原理。

具体来说，受训者可以获得以下几个方面的经验：第一，在感觉和躯体意识方面，使他们能够倾听自己身体发出的种种信号，并且在他人发出的这类信号时，成为更好的观察者；第二，发展出交流沟通中的表里一致性，从而能够对自己的感受有更多的认识和开放的态度，同时，也帮助沟通变得更加精确。

参与者还会和培训者一起，用大量时间来探讨基本三角关系。就像我们先前解释过的，维吉尼亚将探讨基本三角关系看做解决个体的原生基本三角（爸爸、妈妈和孩子）的遗留问题的一个契机，也是了解家庭动力结构的训练场。一些训练以小组形式进行，在Avanta三人小组的指导下，参与者有机会去实践并修通个人、家庭或是职业领域内的问题。基本三角可以被看做是家庭中的亚团体，而这个亚团体可以反映出一个超过三名成员的家庭的问题。最后，在整个团体中的培训可以代表社区水平上的工作。对绝大多数人来说，个人、基本三角、社区这三种情境和他们的生活背景是类似的。

最后两周的培训重点是家庭重塑技术（family reconstruction technique），以及内容相对较少的"个性部分舞会"技术（parts party；参见下一章）。家庭重塑技术是一种强有力的戏剧化的体验方式，让我们可以深入探索我们的家庭和心理形成的根源。人们常常倾向于在现在的生活中重现童年时习得的经验，但不幸的是，通常这些经验已经不再适应我们现在的生活环境。通过回溯这些过去习得产物的来源，我们可以用崭新的眼光来看待它们，并且抛弃其中那些给我们造成麻烦的东西。

治疗师要清楚地区分开，哪些体验是自己过去经历激活的，哪些是正在治疗的家庭成员所激活的。换而言之，重要的一点是治疗师需要意识到——或者更好地修通那些没有得到解决的问题，正是这些问题让他无法集中精神于接受治疗的家庭带来的问题。这也就是为什么，家庭重塑技术是培训家庭治疗师的关键。

受训者有机会通过观摩一次家庭重塑来进行学习。他们当中很多人有机会亲自参与其中，而对于其中一小部分人，维吉尼亚或三人领导小组会完成他们的任务。成为三人小组的一员，并完成自己的家庭重塑对一名家庭治疗师的作用，就像自我体验对一位传统的精神分析师的意义一样。因此，对于一位认真学习维吉尼亚治疗方法的学生来说，寻找机会完成自己的家庭重塑工作势在必行（在美国和其他国家有很多拥有资格认证的"家庭重塑师"。可以从Avanta网络组织获取他们的名字。）

我们详细地描述"过程社区"中的培训，因为它是维吉尼亚在各种不同深度的工作坊当中都会使用的极佳的流程范例。而这种培训方式无疑是防止生搬硬套的最好方法。

6

工具和技术

　　决定用这一章来描述工具和技术的时候，我最初的想法是它会很容易写。我只要简单描写一些维吉尼亚和Avanta成员在进行家庭治疗或是举行工作坊的时候，用来使各种组织和团队成员产生积极改变的技术就可以。而当七个月之后，终于开始书写这一章的时候，我才真正意识到，我最初的想法无疑是对维吉尼亚模式在治疗和改变中体现出的精神的一种亵渎。这样一章可能会给读者留下这样的印象：如果想要使用某个技术，你要做的所有事情就是遵从指示。我曾经一次又一次地听维吉尼亚说到，尽管具体的技术是有用的，但最重要的还是人们对他们自己和对改变的可能性的感受。

　　因此，我改变了自己的写作方式。我没有一步步地详细描写某个技术，而是对它们的使用背景以及它们试图达到的目标进行了解释。我认为，对治疗技术在萨提亚的治疗模式中起到的作用，最好的阐述莫过于约翰·史蒂文斯（John D.Stevens）在《青蛙变王子》一书的前言当中讲述的一个故事：

　　"有一个古老的故事，讲的是一个锅炉修理工被雇来检测一台运作有问题的巨大蒸气锅炉系统。在仔细听了工程师对问题的描述，并且询问了几个问题之后，他走进了锅炉室。看了看由各种弯弯扭扭的管道构成的复杂网络，花了几分钟倾听锅炉发出的沉闷响动和喷出的水蒸气的嘶嘶声，又用手亲自摸了摸一些管道。然后，他柔声地哼着歌，从罩衫的口袋里拿出了一把小榔头，轻轻地在一根亮红色的管道上敲了一下。整套锅炉系统立即开始正常地运转起来，而这位锅炉修理工也就此离开，回了家。当蒸气作坊的主人收到一张1 000美元的账单时，他抱怨说修理工仅仅在锅炉室待了15分钟，并要求一张明细账目表。这就是我们的锅炉修理工寄给他的：

用榔头敲：	$ 0.50
知道敲哪里：	999.50
	———————
	$ 1 000.00

对维吉尼亚来说，知道敲哪里远比敲击本身重要得多。事实上，她不断创造出新的方式，帮助家庭和其中的家庭成员用崭新的视角看待他们自己和彼此之间的联系。因此，她的治疗方式都是独特的，因为它们都是针对特定的需求和场景而采用的。

在本章当中使用的"技术"这个词，指的是在特定时刻，为了满足某个个体或一组人即刻的需求而开展的某种具体活动。使用技术和练习的优点在于，实践活动可以将参与者的学习成果，以及将学习成果用于改变的能力最大化。练习可以调动整个人而不只是他的某一部分，例如大脑或情绪。技术当中蕴涵着看待自己和他人行为的新方式：让隐晦的变得明确，让陌生的变得熟悉，让不能用言语表达的变得可以表达，并且让新的觉察得以发展。

为了有意义，技术需要针对环境量体裁衣。否则不如根本不用。在使用技术时的最大危险，就是在不考虑原料的数量、一致性或本质特点的情况下生搬硬套，或是把它们当做填充时间的工具，希望可以得到些许收益。这种使用技术的方式让我想起了亚伯拉罕·马斯洛曾经说过的一段话："如果你拥有的唯一工具就是一把锤子，那么你很难不把自己遇到的所有问题看做是钉子。"而退一步讲，即便问题真的是一颗钉子，清楚地知道什么时候、在哪里，以及怎样去敲，仍然是必不可少的。

我们需要以变通的态度来使用技术。很多时候，在我们使用某一项具体技术的中途，新的需求会产生，或是另一项技术忽然显得更加适合了。同样重要的一点是治疗师需要对结果保持变通的态度，因为它们常常是不可预期的。所以，尽管治疗师在开始行动的时候会在脑中存有一个目标，但是他仍然需要为任何可能的干预结果做好心理准备。

维吉尼亚使用的技术大部分来自某些突发事件或特定时刻的需求。她第一次使用模拟家庭（simulated family）是1962年在科罗拉多州的一个福利会议上。当时，她准备进行面询的家庭拒绝在大会上露面。

"当得到这个消息，并平复了随之而来的恐慌后，我对自己说：'没什么的，维吉尼亚，如果你真的对家庭系统了如指掌，你就应该有能力对家庭进行模拟。'从我的脑中跳出了这个计划。我尝试了它，而它不仅让我得到了成功，也成为了我此后使用的一项技术模板。当我同时对几组家庭进行治疗的时候，我会使用它。我让那些正在学习家庭治疗的学生进入不同的模拟家庭中。在进行家庭重塑的时候，我同样会使用这个模板。"

在提出这些警告之后，我决定采取一种更加积极的写法。本章余下的内容将覆盖这样几个方面：首先，在决定使用某一项具体的方法或干预技术之前，治疗师必须思考的某些问题；其次，对维吉尼亚模式使用的技术中的基本元素进行总结之后，我将描述其中一些具体技术；第三，讨论在家庭治疗和工作坊当中使用这些工具的相似性和差异。

决定如何进行

有多少位治疗师，就有多少种不同的方式来决定如何在一个治疗性情境中继续进行下去。通常会有很多种选择同时存在。虽然每一位治疗师的思维过程各具差异，但是他们仍然需要问自己下面这样几个关键问题：

此时此刻，在这个人身上、在这个家庭或团体中正在发生什么？

哪些事物是存在但没有昭然显示出来的?

有哪些事物需要改变?

我打算达到什么目的?

什么是实现我此刻的当前目标的最好方式?

在时间、人物和环境背景这三个方面,有哪些资源是我可以自由利用的?

每一位家庭成员是否都准备好了去体验我为他们设想的?

这一体验过程能否达到预期的结果,可能会有另一种更加适合的方法吗?

无需多说,这是"脚踏实地思考"的过程。而上述这些问题的答案并不那么显而易见,特别是对一位有经验的治疗师来说。如果治疗师没有这些问题的答案,那么治疗可能会进展困难。它将很容易陷入我们在本章开头所描述的那些问题中。

维吉尼亚技术中蕴涵的主要元素

维吉尼亚所使用的技术中绝大部分来自她广博的思想,或是在与众多具有新颖意识的思想者和实践者的互动当中激发出来的。每当产生一个合适的新想法,她都会找到某些方法将其整合为一种对他人来说有意义的形式。维吉尼亚似乎具有一种令人叹服的能力,能够将那些晦涩难解的理论概念变得生动起来。

在我们开始描述维吉尼亚使用的具体工具和技术之前,先讨论一下在她的干预中多次出现的几个基本元素似乎更加恰当。这些基本元素就是对雕塑、隐喻、戏剧、重构、幽默和触摸的使用。

雕塑 [注]

对于家庭成员们来说，将他们内隐的模式变得外显的实践活动可以帮助整个家庭系统更好地了解现在的生活状况。雕塑就是维吉尼亚所使用的技术当中最具有代表性的实践活动之一。基于她对整个家庭发展状况的了解，维吉尼亚会要求家庭成员利用姿态和躯体形象，并配合距离与亲密度的成分来雕塑出彼此间的关系，以此展示出他们的沟通和关系模式。有时每一位家庭成员会被要求雕塑他或她自己的形象，这给了其他成员一个机会，让他们意识到他们每个人可能对这个家庭系统有不同的看法。当开始在雕塑中加入运动这个成分的时候，雕塑活动就成为了一场芭蕾表演。

作为一种行为展示，雕塑技术的优点之一，就是对家庭沟通和交流状况的反映远比言语描述更加精准。而这一技术的另一个优点，就是它能够让过去的经历活生生地存在于现在的时空当中。在此必须要强调的一点，就是尽管维吉尼亚在整个过程当中是一名非常具有指导性的领导者，但是她仍然常常谨慎地对参与者进行检验，确保自己的解释符合他们的内部现实。

隐喻

韦伯斯特词典将隐喻定义为"一种语言的表现形式，通过词汇或短语，用某个种类的物体或想法来表现另一个不同种类的物体和想法，以此来暗示两者之间的相似性或类比性。"每次使用隐喻，某个领域的意象或联想都会被变换到另一个领域中，以此来凸显两者的相似性、差异性或是模糊性。使用隐喻可以帮助人们将两个事件、想法、人物或是含义进行联结，同时也将从一种模式中获得的体验转换为另一种模式中的体验，从而发展出新的觉察能力。隐喻并不限于言语的形式，而是表现在生活中的多个方面。例如，当一位心理治疗师观察到一个孩子玩洋娃娃（"我告诉过你多少次不要吃手指头？"），并利用

【注】维吉尼亚在1965年发明了雕塑和摆姿势的技术，从那以来，这些技术已经在原有基础上有了很大的发展。

这一观察推断出了这个孩子如何体验母亲对他的态度的时候，这个过程就包含着隐喻。

由于人们用量化形式描述自我价值感的方式，维吉尼亚谈到这种感觉的时候，常常会使用一个罐子的隐喻。维吉尼亚领悟到这一点，完全来自她自己地处威斯康星州农场的家中使用巨大铁罐的方式。对这个家庭来说，这只铁罐在一年中的一部分时间里被用来做肥皂，当夏天打谷的雇工们到达农场之后，它又会被用来装煮炖好的食物，而在其余的时间里，罐子则被用来储存肥料。因此，这个家庭把他们的罐子称作"3—S罐子"。当任何人想要用这只罐子的时候，都会面临两个问题：罐子里现在装的是什么？装得有多满？

当维吉尼亚将很多家庭的行为方式与罐头盒中的蚯蚓进行比较的时候，她也在使用隐喻，暗示这个家庭常常会卷入无明显目的的扭曲中。沟通姿态囊括了人们采用的各种身体姿势，它也是通过隐喻的方式将人们的内心感受进行外显表达。

同样，使用隐喻还有很多其他的优势。由于隐喻和现实情况之间存在一定的距离，它使人们能够以一种不具威胁性的方式来传递信息。同时，这种方式也让个体可以保留一部分想象空间，从而增强学习效果。

戏剧

这一技术是让家庭成员或是工作坊的参与者表演某个他们或是别人生活中的场景。手势、空间关系和雕塑技术的使用，都可以成为戏剧语言，表达个体的内心世界，而这种方法远比单纯用言词描述某个情境更有效。在戏剧中也可以用隐喻来表达一些难以传达的内心状态。参与者可以得到一个重新回到某一情境，或是从内部了解其他人生活的机会。戏剧让人们以新的眼光看待当前情境，获得新的领悟，并和与自己相关的人发展出新的联系。

重构

维吉尼亚常常会将有问题的行为和反应方式进行重构，使隐藏在这些问题行为和反应下面积极意图和积极的附加效果展现出来。重构的目的是帮助家庭成员转变自己对行为的认识，更有建设性地处理它们。评论25和26时重构的例子。要更详细地了解这门技术，请参考理查德·班德勒（Richard Bandler）和约翰·格林德（John Grinder）所著的《青蛙变王子：重构技术》（Frogs into Princes: Reframing），以及他们与维吉尼亚·萨提亚合著的《与家庭一同改变》（Changing with Families）这两本书。

幽默

在维吉尼亚的治疗方法中，幽默是另一个重要的组成部分。她常常会利用幽默与家庭成员进行接触（评论3），营造出轻松友好的气氛。在雕塑或是将家庭成员间的互动编成一场芭蕾表演的过程中，幽默常常多次出现。如果情况允许，即使在最紧张的互动中，维吉尼亚也会毫不迟疑地加入一些轻松的调子。以玛吉和凯西的压力芭蕾舞为例，我们可以很明显地看出，情境中的幽默成分是如何促进了强有力的治疗和学习体验，而这种幽默也能够让他们不带任何防御地意识到自己的行为。笑是一种强有力的治疗工具，它可以改变家庭看待自己的方式。

触摸

在对家庭进行治疗的时候，维吉尼亚常常会去触摸每一位家庭成员。她很清楚身体接触的强大影响，并常常通过与每一位家庭成员握手来开始一次会谈。然而，我们也需要强调一点，那就是维吉尼亚的握手并不是一种自动化的、机械的"技术"，对任何人都不加区别地使用。她对人们传递出来的疆界信号十分敏感，绝不会越界行事。她的触摸更像是对邀请的回应，至少在前意识水平上如此。在与单个家庭成员建立起和谐亲切的关系之后，维吉尼亚会更自由地运用身体接触。通常，在她与另一位家庭成员进行言语交流的时候，她会把身体接触当做非言语的支持性资源加以利用（评论49和84）。正如维吉尼亚所说：

> "我的手是我最珍贵的治疗设备。我的眼睛在看，我的身体和我的皮肤在感受所发生的一切，而所有这一切都可以为我们建立起联系。双手是如此重要，这就是为什么我试着帮助人们训练自己的手。其他我所做的帮助人们建立情感联系的工作，还包括训练他们的身体，以及对空间和疆界的觉知。我确信这才是在彼此之间建立联系的真正意义。我刚才所说的这些，也帮助我为亲密下了一个定义。简单地说，就是要充分尊重人与人之间的距离——别人邀请的时候进入，没有邀请的时候则不要侵犯。这才是真正的亲密。"

工具和技术

维吉尼亚和Avantan成员从事家庭治疗或者举办工作坊的时候，常常使用下面描述的这些技术。这些技术有的时候会以我在这里描述的方式被使用，有时会被调整、缩短，或与别的技术一起使用。只要你能够想得到，你可以用任何方式使用它们。

我没有详细具体地描述如何使用这些技术，而把重点放在了它们试图达到的目标上。实现这些目标的方式仅仅是一些前人的例子，治疗师的想象力，以及情境中的种种可能性，都可以增加新的创造力，并创造出新的技术。

我对家庭重塑技术的描述要比其他技术更细致，这是因为它体现了维吉尼亚治疗工作的核心——对意义的寻求。

沟通姿态【注】

沟通姿态（communication stances）是一种在家庭治疗或是工作坊中常用的技术，不论是作为单独的形式出现还是与其他技术（例如模拟家庭，家庭重塑等）联合使用。这些姿态包括出现在全世界家庭中的5种基本互动模式：讨好、指责、超理智、打岔和表里一致。在3到5人的小组中，家庭成员或是工作坊中的参与者可以将他们自己摆成各种姿势来代表这些沟通和交流模式。他们会配合对这些互动模式的言语描述，以讽刺夸张的形式表现出身体姿态。例如，一位讨好者将被要求以一种笨拙、不平衡的姿势跪在地上，头向上看，耷拉着肩膀，好像在乞求别人来拯救他，并成为他继续活下去的理由。指责者则以控诉的姿态出现，一根手指伸向前方。超理智的个体会笔直地站立着，好像后背竖着一根木棒，而打岔型的人则显得凌乱、没有条理——他的身体不断旋转，四肢分别伸向不同的方向，而且根本意识不到自己在做什么。

通过依次扮演以上这些姿态，参与者逐渐意识到自己平时的互动模式，以及这种模式对他们自己和与自己有关系的其他人的含义。他们还会发现，一个人的内心感受和外在表达不匹配时产生的不一致的意义。

这些姿态也是一种极好的展示方式，让家庭成员或工作坊参与者了解整个家庭系统是如何在这些沟通交流模式当中建立起来的。要想了解更多这方面的内容，请参见《家庭如何塑造人》（Peoplemaking）一书的第五章和第六章，以及《联合家庭治疗》（Conjoint Family Therapy）一书的第四章。

家庭压力舞蹈

家庭压力芭蕾舞（family stress ballet）实际上是对沟通姿态技术的一种扩充。参与者被要求快速、连贯地变换他们的姿势，就像在现实生活中一样。这种变换既可以在治疗师的指导下进行，也可以依据参与者对当前事态的感受自

【注】这一技术1964年由维吉尼亚·萨提亚创造。

发进行。凯西和玛吉的例子很好地展示了这种压力舞蹈技术，他们发现了他们看起来毫无关联的沟通的模式（评论117～120）。压力舞蹈技术的目标就是向参与者展示，不一致的沟通会让整个家庭系统和个人付出高昂的代价。

模拟家庭

通过让无关的工作坊参与者扮演假想的家庭成员角色，一个模拟家庭就形成了。从未参与过模拟家庭的人可能很容易就把它误解为毫无意义的角色扮演，因为它并不处理任何现实问题。事实上，模拟家庭是一种非常有效的治疗技术，由于它建立在具有普遍意义的沟通姿态上，因此，使用这些沟通姿态的现实家庭中的压力和困境，很快就会出现在模拟家庭中。身处模拟家庭的经历，可以很好地帮助个体理解家庭系统的力量和它的普遍意义。

模拟家庭被运用在很多情境中，用于教导人们了解家庭系统的一些特征。作为一种非常便利的培训和教学工具，它也常常出现在工作坊或是教学演示当中。有时候，这种技术也会以一种"金鱼缸"的形式被使用，让处于"鱼缸外"的观众有机会分享他们对所观察到的事情的反应。在帮助真实的家庭了解自己方面，模拟家庭同样具有非凡的价值。我们可以让家庭成员模仿彼此的行为，这样，母亲可以向父亲展示，在她眼里父亲通常都是如何行动和反应的，反之亦然。或者，因为有了站在父亲立场上的机会，母亲开始对他的行为有了更好的理解。当然，这个主题可以产生多种变式。

如何运用绳索作为治疗工具

作为关系的象征和隐喻，绳索可以让家庭网络对其成员变得鲜活。这项技术可以很好地向我们展示，家庭系统的一部分是如何影响其他部分的。每一位家庭成员都会得到一根代表"自己"的短绳，并将其绕在自己的腰上。此外，每个人还会得到与家庭成员数目相等的绳索，这些绳索代表他和其他家庭成员的关系，他要把它们系在代表"自己"的绳索上。然后，每个人都把绳索的另一头系在相应的家庭成员身上。这样，每一个人都被绳索所环绕，这些绳索代表着他和其他家庭成员的关系，以及他们和他的关系。

使用这一技术的目的是向参与者和观众展示，明智地使用这些绳索的意义。否则成员之间会产生大量摩擦和纠葛。家庭成员们通常并不能意识到，自己根本无法在同一时间留心所有其他家庭成员，因此，他们需要足够的自由空间来周旋于自身家庭关系中。这些绳索可以带给参与者和他们在不系绳索的现实生活中所体验到的相同感受。当人们逐渐学会放松彼此间的绳索，他们开始意识到正在发生的事情，并将这种学习延伸到现实情境中。

如果想要提升参与者的觉察，或是展示如何将紧张和压力转变为更加轻松的状态，绳索也可以被用做展示其他类型的互动、联结或关系的象征。

剖析一段关系

关系剖析技术用于帮助婚姻双方认识到未曾明言，且通常是无意识的婚姻契约是如何影响他们的家庭生活和彼此作为夫妻的关系的。这种未曾明言的契约通常包括两个部分：对理想关系的憧憬和幻想，以及双方带到婚姻中的深层需求。举例来说，幻想之一就是圣经带给我们的一种误解，认为理想的婚姻就是"成为一体"。这种超现实的期望往往使人们无法在"我、你、我们"三者之间达成平衡，而这种平衡正是健康的关系所需要的。

可以通过雕塑一些基本姿态来展示婚姻契约可能的变式，以及它带给夫妇双方和孩子的结果。我们可以让一位男性和一位女性（他们可以是一对真实的夫妻，也可以是来自观众的志愿者，具体情况可以视情境而定）来塑造这种互动。举例来说，一对夫妻最初的吸引可能是这样，丈夫很强壮，喜欢照顾别人，而妻子则认为自己必须找一个人来依靠。这种情况可以被表现为：男人站得笔直，抬头向上看，而女人则站在他身后，靠在他背上，并将手臂环绕在他的脖子上。如果女人开口说话，她将会说："你是我的大英雄。"这样的话会强化男人的自我。然后，女人增加了她的压力，将更多的重量压在男人的后背上，以致他感到脖子或后背疼痛，特别是当他想要移动的时候，会觉得"她像一个包袱"压在自己的双肩上。当孩子进入这一场景后，压在丈夫和父亲肩膀上的担子通常会继续增加，而这种持续的压力可能导致诸多后果。当然，相同的情境也可以反过来，让丈夫依靠在妻子身上。这只是夫妻双方无意识约定的一个例子。

对关系的剖析也可以是一种非常有效的诊断工具。可以要求夫妻任何一方首先雕塑他看待处于和另一方的关系中的自己的方式，然后再塑造出他想要的关系模式。

家庭重塑 [注]

在维吉尼亚开创的所有治疗方法中，家庭重塑也许是最能代表她关于人们成长和改变的理论的技术。就像其他许多技术一样，它也融入了其他治疗流派的元素（一般系统理论、沟通理论、团体动力、团体过程、心理剧、格式塔治疗和精神分析理论，还有其他一些理论）。而这种融合最终的结果，则是产生了一种非常有效的治疗和学习体验，并形成了完全属于自己的风格。

家庭重塑技术有三个基本目标。第一是向人们揭示，在他们过去的学习中蕴藏着哪些资源。由于那些抚育我们的人常常不能达成一致意见，所以在我们成长的过程中，常常会在"发生了什么事情？"和"对我们有何期望？"两个问题上得到混乱的信息。在尝试理解这些矛盾时，由于生活中许多重要信息的缺失，我们往往会形成一种歪曲的现实观。除此之外，我们周围的成人通常只关心我们在身体、智力和道德水平的发育，而忽视了我们情绪工具的发展。例如，当一个孩子注意到父母脸上悲戚的表情，询问发生了什么事情，而听到的回答则是："没事，乖乖出去玩吧。"就这样，孩子带着大大的问号离开了。在尝试寻找答案的过程中，孩子很可能会萌发出与实际情况不符的想法，来理解父母的动机和解释他们的行为。而长此以往的结果，就是这个孩子会像其他

【注】要更详细和深入地了解家庭重塑技术，请参考《你的第三次出生》（Your Third Birth），1985年出版。

大部分孩子一样，在长大的时候，将很多无意义的东西当做事实接受。造成这种结果并非出于父母的恶意，而是由于大部分父母要么并不了解，要么表现得好像他们并没有意识到这样一个事实，那就是他们的孩子即使再小，也是一个有能力去听、去闻、去摸、去思考的人类个体。我们可以用三条理论来概括大部分家长的想法和行为：（1）成年人不应该给孩子制造麻烦，并且应该保护他们远离丑陋和邪恶；（2）成人应该以他们知觉的理想作为孩子的榜样，通常，这些理想中会包括这样的规则："我应该永远保持快乐和强大"；以及（3）孩子们太小了，他们什么也不懂。

在家庭重塑的过程中，个体——在这一过程持续的时间里被称为主角——得到了一个机会，来重新建构自己过去生命中存在的迷惑，并寻找整幅拼图中遗失的碎片。他得以重新回到父母悲伤时的场景，唤起自己当时的反应。而在离开记忆中的场景时，他将能够从一个新的角度来理解当时的实际状况，并且将它与自己过去的知觉和误解区分开来。

主角要达成的第二个目标，就是认识自己父母的人格。很多人终其一生持有的父母形象，都是在他们依赖父母生存的时候形成的。这让他们对自己的父母作为人的形象产生了歪曲的观念——从将他们看做比生命还伟大的英雄这一极端，到把他们看成是懦弱的可怜虫的另一个极端。有的时候，父母中的一方会被视为圣人，而另一方则像是一个恶魔（在评论57当中，玛吉的经历为这种反差提供了一个很好的例证）。

主角需要实现的第三个目标，就是为探询自己的人格铺设道路。随着主角开始了解那些使自己对现实的看法产生歪曲的遗失信息，也就逐渐能够用成人的眼光来看待自己的父母了。他开始将自己过去的生活模式转变为更多地作为独立的人类个体而存在的，新的生存模式。如果主角与自己的父母之间存在巨大的鸿沟，就像经常发生的那样，他同样能够发展出新的方式来体验他们和自己的更具养育性的关系。

家庭重塑必须在团体中进行，通常要有足够的成员独立扮演每一位家庭成员（大概十到二十名参与者）。如果条件允许，性别角色也应该纳入考虑范畴。

进行家庭重塑之前的一项重要准备工作，就是根据家庭历史，制作出一部家庭编年史。这部编年史要从年纪最大的（外）祖父母出生开始，一直延续到今天，只记录重要的生活历史事件。而担任引导主角完成重塑任务的引导者，则会依据记录而不是主角的记忆来提问。这种提问方式迫使主角将注意力集中在那些可能已经遗忘的事情上，并开始思考这样一个事实：我们的头脑常常会对一些重要事件进行过滤和融合，并因此带给我们一些并不准确的因果印象。

这部家庭编年史有序地记录了发生在这个家庭中的事。除了诸如出生、死亡、搬家、结婚等家庭事件之外，它也包括其他对主角具有个人意义的事件，即便它们在别人眼里可能并不重要。在记录这些事件时，主角需要指明具体的时间、地点和背景，包括当时在场的人，以及他们做了什么。主角同样需要指出一些国际大事，作为具体家庭事件发生时的环境背景。

主角需要做的另一项准备工作就是制作家谱图。家谱图是对家族中祖孙三代组织结构的一种空间或图表显示，从主角最年长的（外）祖父母的出生开始。主角需要为家谱图中的所有人物填上名字，并根据自己对他们的认识或是从家庭中得到的了解，为每一个人物标注5到6个形容词。如果主角记不得某个人物的名字了，他可以虚构一个。准备家谱图的过程，实际上已经为主角提供了某些学习经验，让他可以从中看清楚构成自己过去生活的人物是以怎样一种方式组织和排列的。

可以利用的第三种元素是"影响轮"。主角首先将自己放在轮的中心，然后以连线的方式，将那些在自己成长的岁月中扮演了重要角色，并影响自己发展的人物与自己联系起来。线条的粗细代表了主角对双方关系重要性的评价。

在正式开始重塑之前，在主角与引导者之间建立起一种彼此信任的关系，是一项必不可少的重要工作。重塑过程开始以前，引导者需要多花一些时间与主角待在一起，在了解信息的过程中完全熟悉对方。基于这些信息，引导者会挑选出一些场景，使主角从整个过程中获得的学习效果最大化。而这也正是引导者表现自己治疗技巧的地方。

重塑过程以一种戏剧的形式出现。其中包括的最主要几幕分别是：

1. 成为主角父母的两个人各自的家庭生活历史。实际上，这一幕关注的是成为主角（外）祖父母的人们。

2. 主角父母的约会、求爱和婚姻故事。

3. 孩子在这个二人世界中相继出现，特别是主角的出生。

扮演主角父母双方各自的童年经历，可以充分阐明他们过去习得的经验，从而主角得以用新的方式来理解他们的人格特点，他们对配偶的选择以及其后的交往过程。通过描绘父母双方的约会、求爱和结婚过程，主角有机会将父母当做人性化的，可以被理解的人来看待。它也让主角了解到双方隐秘的契约，正是这些契约导致了主角日后熟悉的痛苦。现在随着主角家庭的展开，他已经能够用新的眼光来看待新的学习经验。

引导者应该根据自己已经获得的过去事件的信息，利用每一个机会将过去的事件与主角对自尊的感受联系起来，为新的学习铺设道路。当主角渐渐意识到他正在使用过时的模式来应对自己的生活，他也就能够自由地摒弃这些模式，采用适合自己目前状况的行为模式，并出于内心的选择行动，而不是被强迫的。

有时，条件不允许我们用上述方法进行家庭重塑。例如，有些孩子是被收养的，或是在孤儿院长大的。此时，向导需要运用现有的信息，帮助主角用新的眼光重新审视自己虚构出的故事【注】。

【注】如需进一步探讨，请参考《你的第三次出生》（Your Third Birth），1985年出版。

"个性部分舞会"

"个性部分舞会"（parts party）的目的是帮助个体意识到，自己是由多个不同的部分组成的，并由此熟悉和理解它们，学会以协调统合的方式运用它们。我们每个人都有很多不同的组成部分，每个部分都渴望得到实现和满足。这些部分常常很难和谐共处，并且对彼此有隐蔽的影响。我们喜欢其中的某些部分，它们被证明对我们有用，是我们希望扩展的。另一些部分则是我们不喜欢的，但是经过转化之后，我们也许会发现它们同样对我们有用。最后还有一些部分是我们从来没有意识到的，它们可以被唤醒。"个性部分舞会"技术为个体提供了一个机会去观察这些部分，并学会让它们通过协作而不是竞争的方式，更有效地运作。

某个个体的组成部分来自他从出生开始的一系列经历，以及他的头脑对这些经历的解释。通过这种解释，每一个部分都会得到一个积极或消极的价值评判。例如，愤怒常常具有消极的含义，这是个体在早年表达这种感受的时候经常接收到的信息造成的。而争强好胜被视为积极还是消极，同样取决于个体的经历以及对这些经历的解释。当个人努力实现某个既定目标时——例如在运动会上，那么争强好胜无疑是必要的。而从另一个方面来讲，当需要取得大家一致意见的时候，争强好胜就会被认为是消极的性格特点了。

除此以外，每个部分也都蕴涵着某个方面的能量，当这个部分了解到可以选择在什么时间，以什么方式来展示它自己，并且它可以与其他部分合作而不是竞争之后，这些能量就可以用来对这个部分进行转化了。

"个性部分舞会"必须在至少十个成员的小组中进行。主持人，也称引导者，会要求舞会的主人——舞会召开的目的对象——想出至少六个但少于十个人的名字，其中有男有女。这些人最好是公众人物，要么是主人喜欢的，要么是他反感的，并且要足够有趣可以被邀请来参加一个舞会。然后，引导者将这些名字列在黑板上，并要求主人用一个简单的形容词来描述每一位客人的人格特点，由此来表达自己对他们每个人的感受。之后，主人会选择小组成员来饰演每一个角色。重点是每一位客人都必须理解主体赋予他们的形容词的独特含义，这样才能够成功地扮演主人眼中的形象。举例来说，如果主人因为约翰·韦恩【注】的强壮而邀请他前来，那么扮演这个人物的小组成员必须表现为一个强壮的男子，而不是角色扮演者自己是如何看待这个人物的。

当所有客人都了解了自己所要扮演的角色之后，引导者就可以让大家进入舞会，以一种夸张的方式戏剧化地表现出他们各自的人格。活动可以以如下顺序进行：各个部分会面，见证彼此之间的冲突，转化它们，并最终将它们整合。

1.各个部分会面。首先，主人要与他邀请的各位客人见面，然后观察他们如何互动和交流。当这些客人第一次形成小团体的时候，引导者要求活动暂停，大家保持不动，并简单地为主人指出谁在扮演哪种人格："约翰·韦恩，你的力量，现在正站在克利奥帕特拉，你的性感旁边"等等。在这之后，引导者会指示舞会继续，而每当形成新的小团体，引导者就会发出暂停信号，再次简要地指出正在发生的事情。

2.见证各部分之间的冲突。当在一个或多个小团体中出现了明显的冲突信号的时候，引导者会让所有活动都停止，并只让其中一个小团体的成员说话。此时主人要认真倾听，然后就自己对这种冲突的熟悉度进行评论。如果主人对听到的对话感到十分熟悉，那么引导者会要求进一步的行动。如果主人说自己并不感到熟悉，那么舞会活动继续，直到另一场让主人感到熟悉的冲突出现。然后每个部分（当舞会进行到某种程度，角色扮演者会渐渐忘记自己的名字，完全融入自己扮演的角色中）都被要求描述当时发生了什么，以及自己对所发生的事情的感受，与此同时，主人则被要求仔细倾听。

在这之后，引导者指示每个部分不要只是谈话，而是采取一些明确的行动来尝试主导整个舞会。同样，此时主人被要求对当前发生的事情的熟悉度进行

【注】约翰·韦恩：以演西部片著名的好莱坞明星。——编者注

评价。当行动变得清晰和明确的时候，向导会再次让大家的活动暂停，让每一个部分都谈一谈自己的计划，以及需要什么来实现自己的计划。

当每个部分都试图去主导舞会的时候，实际上任何计划都是不可能实现的，因为分裂和争吵会阻止任何建设性的行为。而下一步需要做的，就是询问各个部分，为了更适应当前情境，他们需要什么条件。

3. 对各部分进行转化。现在，各个部分已经开始意识到，他们需要其他部分的合作，才能满足自己的需求。举例来说，性感也许会说，如果"野心"和"聪明"不把她抓得那么紧，她就有机会为自己所掌控的部分带来一些快乐。而野心则会回答说，如果他听从了性感的话，就永远也无法实现任何目标了。此时聪明会补充说，如果离开了自己的控制，性感一定会做出傻事来。这个时候，主人会再次被要求评论自己对当前情形的感受。

之后，引导者会要求这三个部分找到能够彼此帮助的途径，以此让各自拥有的价值最大化。他们常常会发现，通过协作而不是竞争，不仅各个部分自身的目标得以实现，他们也感到更加舒适。通常，只有将破坏性的能量转化为建设性的能量，这种协作才能实现。举例来说，野心有时候会引导人们采取某种类似"人吃人"的行为，而在"聪明"和"关心"的调节下，这种导致破坏性模式的消极能量可以被转化为积极的能量，帮助个体前进，成为一名有效的领导者。任何对主人来说具有消极特点的部分，都可以产生同样的转化。

类似的过程相继发生，直到所有的部分都感到舒服为止。有时候，局势会忽然变得非常明朗，让我们看到如果缺少了某个或是某些部分，就根本无法找到任何可能的解决途径。例如，主人可能会忽然意识到，他忘记邀请"智慧"来参加舞会了。如果这种情况发生，观众中的某个人可以被邀请进入扮演"智慧"的角色，帮助解决当前遗留的冲突。通常，这个部分并非之前就缺失，而是一直处于休眠状态。通过"个性部分舞会"过程，主人有机会意识到，在生活中他必须时刻保证，一旦自己需要，智慧就能够立即出现。

4. 整合各个部分。当所有的部分都感到自己已经拥有了阳光下的位置，并且可以与其他部分和谐相处的时候，引导者会让他们站成一个圆圈，围住他们的主人。然后，引导者要求主人领会自己的感受，并用言语表达出来。各个部分一个接一个地从自己在圆圈中的位置上走出来，站到主人面前，并介绍自己被转化后的状态（例如，"我是你进行决策的能力"）。在所有部分发过言之后，主人要一个接一个地正式对每一个部分表示接纳。然后，他再次闭上眼睛，探索自己的感受，并用言语表达出来。引导者指示所有部分依次走上前来，握住主人的双手并宣告自己的到来，就这样所有的部分都通过手和主人联结在一起。主体再次体验，并表达自己的感受。在这之后，引导者安静地指示每一个部分松开握住主人的手。主人则仍闭着眼睛，最后一次评估和表达自己的感受。

很多不同的组成部分都可以用于"个性部分舞会"中，这完全取决于你的关注点在哪里。当主人处于躯体感受隔断的状态时，可以邀请躯体各个部分参与舞会。同样，参与"个性部分舞会"也可以是个体的不同方面，例如精神、情感、躯体、相互关系和灵魂。不论参与部分如何，活动的基本主旨都是相同的：帮助人们认识到他们的资源，并寻找更有效地利用这些资源的方法，不论是保持它们目前的状态，还是对它们进行转变。主人还会认识到，他完全可以选择在何时、以怎样的方式使用这些部分，并且这些部分具有的能量可以被转化，从负担变成资源。

"个性部分舞会"技术可以在许多不同的情境下应用。如果家庭重塑的主角难以处理和整合他父亲的三个不同方面，那么请三位角色扮演者来代表这三个部分，并且彼此互动，将会很有帮助。而在个体治疗中，来访者本人将是扮演整场舞会中所有部分的唯一演员【注】。

【注】如需进一步探讨，请参考《你的第三次出生》（Your Third Birth），1985年出版。

增强自我觉察意识的练习

历时多年，维吉尼亚已经发展出了众多旨在帮助参与者发展他们在几个方面的觉察能力的练习。这里我们将简单地讨论维吉尼亚经常使用的两大类练习，这些练习也是她改变个体觉察意识的方法的重要部分。

第一类练习涉及"情感领域"，指帮助参与者认识到，他们平时没有有效地运用自己的感知能力，并帮助他们发展感觉意识。通常，这类练习在两人小组中以一系列互动的形式进行。这些练习通过具体和实践的方式，向人们展示，当他们注视、触摸、讲话或是不注视、不触摸、不讲话的时候，两个人之间发生了什么事，以及这些事情怎样影响他们的交流。

第二类练习是"三人练习"。多年以来，维吉尼亚找到了许多旨在帮助参与者发现或是重新发现三人组合的力量的练习。在一些情况下，这些练习包括某些在三人场合中使用沟通姿态，以此帮助参与者了解发生在他们之间的事情。其他练习帮助个体认识到，当他被接纳或被排斥出另两个人的互动中时，会有怎样的感受，以及这些感受怎样随被忽视的方式不同而不同。在另一种练习中，一个参与者需要出演婴儿或儿童的角色，并报告当他在各种不同的情境中接收到来自父母的混淆信息时，产生了怎样的感受。除了要让人们意识到所有在基本三角关系中潜在的问题之外，给予他们这样一种体验，让他们看到基本三角关系中也蕴涵着巨大的可能性和资源，这一点也很重要。

在现实情境中运用各种技术

到目前为止，我们已经在这一章当中提到了许多用于家庭治疗的工具和技术。需要重点指出的是，只要治疗师能够清楚地意识到关注点的差异，本章描述的所有技术都可以被完整或是部分地使用于各种不同情境。家庭治疗的基础奠定在治疗协议上：所有参与者都需要对治疗中将探索的事物，以及所有人的权利和义务这两点有所了解，并达成共识。然而，治疗师却常常假定只要有了常见的助人—受助关系，治疗联盟就可以存在。也就是说，如果人们来找治疗师，那么这些治疗师就必须做好准备，并愿意提供帮助。这实在是一个大大的谬误。个体——在家庭治疗中指家庭成员——有时不仅仅对治疗过程中产生矛盾心理，也会对治疗有着不同的期望和理解。他们对治疗的准备水平不同，并怀着不同的恐惧和焦虑。这些感受都需要得到治疗师的了解和承认，而就每个人愿意参与治疗的程度，以及希望走多远这两点，也需要达成某种程度的共识。在这个阶段，如果处理得不够妥当，很可能在将来产生问题，维吉尼亚会格外关注制定协议的阶段，并将它作为同时具有诊断和治疗意义的过程。

在工作坊中，治疗协议会被学习协议所取代。这表明大部分参与者进入工作坊，是因为他们想要学习某些东西。尽管有些参与者出于希望得到治疗的目的前来，并且治疗确实会在很多情况下发生，但是这仍然无法改变这样一个事实：人们希望得到的结果之间存在巨大的分歧。例如，维吉尼亚发展出的沟通姿态技术常被用于帮助家庭成员意识到他们互动的关系模式，这种互动干扰了家庭的正常运作。使用沟通姿态的目的是让家庭成员对改变的可能性产生新的认识。而在工作坊中使用沟通姿态技术时，目的是让参与者意识到他们自己使用的各种不同沟通风格，并展示家庭中可能产生的沟通模式。当然，作为意识变化的结果，行为上也很可能产生变化。

在此，我们不得不适时地指出一点，不要在家庭治疗中运用家庭重塑技术。如果你把家庭重塑技术看做是可以应用于任意情境中的单一完整的技术，那么最好遵从上面的建议。如果你关注的是构成家庭重塑技术基础的各个概念，那么你会清楚地看到，在治疗家庭时候这些概念也是完全可以应用的。这一点有一个很好的例子，当维吉尼亚让凯西和玛吉分别描述自己的成长历程，以更好地了解这种成长经历如何影响了他们的养育行为的时候。尽管在当时的情境中并没有涉及任何实践活动，维吉尼亚仍然很好地将他们放在了重新构建他们的父母形象的角色扮演者的位置上。更进一步地说，那些为家庭重塑做准备时使用的工具，诸如家谱图、家庭编年史和影响轮，在家庭治疗中常常也是有用的。

这种情形反过来也是一样的。如果工作坊期间，演示进行到一半的时候，某个人因为参与某项实践活动而感到困扰，那么，维吉尼亚会暂停演示，首先解决手边遇到的问题。

总而言之，在这一章我已经介绍了许多维吉尼亚和追随她的Avanta成员在进行家庭和团体治疗时经常使用的技术。我更关注的是这些技术背后的基本原理，而不是如何操作它们的精确信息。通过使用者的不断努力，这些技术将会被创造性地发展和改进。这种使用技术的方法，可以让使用者思想开阔，让工具灵活多变，它也让那些在治疗领域的新来者有机会增添自己独有的东西。

结语

亲爱的读者，我希望通过米凯莱·鲍德温既有学术风采，又通俗易懂的描述，你们能够清楚地看到，常常被归功于我的所谓"神奇的治疗性改变"是怎样的。

我已经发现，任何事物一旦被划分到"神奇"的领域，它就无法得到充分的使用。出于许多人对我所做的工作的兴趣，本书将为他们提供一条道路，让他们可以在这个领域走得更远。

维吉尼亚·**M**·萨提亚

中国国际萨提亚学院
简介

————————◆————————

    中国国际萨提亚学院（**The Satir Institute of China**）致力于在中国和华语世界研发、发展和推广萨提亚成长模式。其成立宗旨是以萨提亚人文发展理念为基础，推广萨提亚工作方法及适于华人的个人、家庭及团体工作，使个人拥有更整合圆融的人生，促进家庭的幸福美满和社会的和谐进步。

    中国国际萨提亚学院在香港成立，并在北京、广州等地设立了萨提亚中心。该中心成员包括各领域心理辅导员、大学教授，培训师及企业等社会各界人士。目前推动中的主要工作为：

    （一）举办萨提亚系列训练工作坊；

    （二）建立萨提亚模式教学支持系统、评估系统、督导系统；

    （三）维持专业水准与职业操守；

    （四）引进、介绍国际国内萨提亚模式相关资讯；

    （五）推动萨提亚模式专业人员间的国际交流。

    网站：www.satir.com.cn

        www.qijiangrowth.com

参考文献

In addition to references specifically included in this book, this bibliography contains books that have influenced our thinking. You may find them useful in expanding and/or deepening your awareness and knowledge of areas that have merely been touched on in this book.

Ackennan, Nathan. Psychodynamics of Family Life. New York: Basic Books, 1958.

Bandler, Richard and John Grinder. Frogs into Princes. Moab, UT: Real People Press, 1979.

————. Refraining. Moab, UT: Real People Press, 1982.

————. The Structure of Magic, vols. I and II. Palo Alto:Science and Behavior Books, 1975.

————, and Virginia Satir. Changing with Families. Palo Alto: Science and Behavior Books, 1976.

Bernhard, Yetta. How to Be Somebody. Millbrae, CA:Celestial Arts, 1975.

————. Self-Care. Millbrae, CA: Celestial Arts, 1975.

Block, Ken. C = ab — a2 + a: On Becoming a Family. Unpublished paper, 1978.

Bowen, Murray. Family Therapy in Clinical Practice. New York: Jason Aronson, 1978.

————. "Toward the Differentiation of Self in One's Own Family." In J. Framo, ed., Family Interaction: A Dialogue between Researchers and Family Therapists. Springer, NY: Springer Pub., 1972.

Brazelton, T. B. On Becoming a Family: The Growth of Attachment. New York: Delacorte, 1981.

Buber, Martin. / and Thou. New York: Charles Scribner's Sons, 1970.

Burnett-Dixon, Family Reconstruction unpublished dissertation Union Graduate School, Cincinnati, Ohio, 1976.

Buzan, Tony. Use Both Sides of Your Brain. New York: E. P. Dutton, 1974.

Caplow, Theodore. Two Against One: Coalitions in Triads. Englewood Cliffs, NJ: Prentice Hall, 1969.

Capra, Fritjof. The Tao of Physics. New York: Bantam Books, 1977.

Corales, Ramon and Charles B. Bernard. Theory and Techniques of Family Therapy. Springfield, IL:Charles C. Thomas, 1979.

Cousins, Norman. The Anatomy of an Illness. New York: W. W. Norton, 1979.

————. The Celebration of Life: Dialogue on Immortality and Infinity. New York: Harper & Row, 1974.

Dodson, Laura Sue. Family Counseling: A Systems Approach. DeWayne Kurpius, ed. Muncie, IN: Accelerated Development, 1977.

Duhl, Bunny S. From the Inside Out and Other Metaphors. New York: Brunner-Mazel, 1983.

Duhl, F. J.; D. Kantor; and B. S. Duhl. "Learning, Space and Action in Family Therapy: A Primer of Sculpture." In D. Bloch, ed., Techniques of Family Psychotherapy. New York: Grune and Stratton, 1973.

Ford, Frederick R., M.D.; and Joan Herrick, M.S.S. "Family Rules: Family Life Styles." American Journal of Orthopsychiatry, January 1974.

Framo, J. L. "Rationale and Techniques of Intensive Family Therapy." In I. Boszormenyi-Nagy and J. L. Framo, eds., Intensive Family Therapy. New York: Harper and Row, 1965.

Haley, Jay. Uncommon Therapy: The Psychiatric Techniques of Milton H. Erickson, M.D. New York: Norton, 1977.

Home, Arthur, M. Family Counseling and Therapy. Itasca, IL: F. E. Peacock Publishers, 1982.

Jackson, Don D., M.D.; Jules Ruskin, M.D. and Virginia Satir, M.S.W. "A Method of Analysis of a Family Interview." Archives of General Psychiatry, Vol. 5, October 1961; pp. 321-40.

Kantor, David and Lehr William. Inside the Family. San Francisco: Jossey-Bass, 1975.

LeBoyer, Frederick. Inner Beauty, Inner Light. New York: Knopf, 1978.

Lederer, William J. and Don D. Jackson. Mirages of Marriage. New York: Norton, 1968.

Luthman, Shirley G. and Martin Kirschenbaum, The Dynamic Family. Palo Alto: Science and Behavior Books, 1974.

Maslow, A. H. Toward a Psychology of Being, second edition. Princeton, NJ: Van Nostrand, 1968.

Merton, Thomas. Raids on the Unspeakable. New York:New Directions, 1964.

MacGregor, Robert; Agnes M. Ritchie; Alberto C. Serrano; and Franklin P. Schuster, Jr. Multiple- Impact Therapy with Families. New York:McGraw Hill, 1964.

Minuchin, Salvador. Families and Family Therapy. Cambridge, MA: Harvard University Press, 1974.

————— et al. Families of the Slums: An Exploration of Their Structure Treatment. New York: Basic Books, 1967.

Montague, Ashley. Touching: The Human Significance of the Skin. New York: Columbia University Press, 1971.

Montaigne de, Michel. Essays. London: Sampson Low, Marston, Searle, and Rivington, 1880.

Ostrander, Sheila; Lynn Schroeder; with Nancy Ostrander. Super/earning. New York: Delacorte/- Confucian, 1979.

Papp, P.; 0. Silverstein; and E. Carter. "Family Sculpting in Preventive Work with 'Well Families'." In Family Process, 12:2 (1973) 197-212.

Pelletier, Kenneth R. Holistic Medicine. New York:Delacorte, 1980.

—————. Mind as Healer, Mind as Slayer: A Holistic Approach To Preventing Stress Disorders. New York: Delacorte/Delta, 1977.

Peris, Frederick S. Gestalt Therapy Verbatim. Moab, UT: Real People Press, 1969.

Peris, Fritz. The Gestalt Approach and Eye Witness to Therapy. New York: Bantam Books, 1976.

Satir, Virginia. Conjoint Family Therapy, third edition. Palo Alto: Science and Behavior Books, 1983.

—————. Peoplemaking. Palo Alto: Science and Behavior Books, 1972.

—————. Self-Esteem. Millbrae, CA: Celestial Arts, 1975.

—————. Your Many Faces. Millbrae, CA: Celestial Arts, 1978.

Satir, Virginia; J. Stachowiak; and H. Taschman. Helping Families to Change. New York: Aronson, 1977.

Selye, Hans. Stress Without Distress. Philadelphia: J. B. Lippincott, 1974.

—————. The Stress of Life. Philadelphia: J. B. Lippincott, 1956.

Shealy, Norman. Ninety Days to Self Health: Biogenics. New York: Dial, 1977.

Simmel, Georg. The Sociology of Georg Simmel. New York: Glencoe Press, 1950.

—————. "The Number of Members as Determining the Sociological Form of the Group." American Journal of Sociology VIII: 1 (July 1902) 45-46.

Simonton, Carl and Stephanie Simonton. Getting Well Again. New York: Bantam, 1980.

Watts, A. W. Nature, Man and Woman. New York: Pantheon Books, 1958.

—————. Psychotherapy East and West. New York: Pantheon Books, 1961.

Watzlawick, P. An Anthology of Human Communication. Palo Alto: Science and Behavior Books, 1963.

—————; J. Beavin; D. Jackson. Pragmatics of Human Communication. New York: W. W. Norton, 1967.

Wegscheider, Don. If Only My Family Understood Me ... Minneapolis: CompCare Publications, 1979.

Wegscheider, Sharon. Another Chance: Hope and Health for Alcoholic Families. Palo Alto: Science and Behavior Books, 1981.

Whitaker, Carl and Augustus Y. Napier. The Family Crucible: An Intensive Experience in Family Therapy. New York: Harper & Row, 1978.

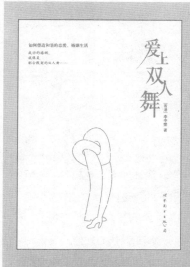

爱上双人舞

作者：李中莹
书号：7-5062-6677-6/Z·200
定价：18.00元
出版日期：2005年1月

本书作者作为华人地区最成功的NLP训导师之一，以独特的眼光对恋爱、婚姻进行了深度剖析。这其中没有谁对谁错的指责，而只有对人性的理解，对爱情的关怀……

无论是男性，还是女性，如果你已经拥有了或者希望在将来拥有与他人的一种亲密关系，这本书都会给予你很好的帮助。

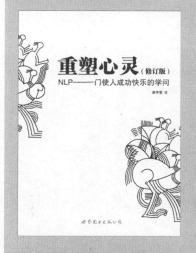

重塑心灵（修订版）
NLP——一门使人成功快乐的学问

作者：李中莹
书号：7-5062-8076-0/R·121
定价：36.00元
出版日期：2006年4月

《重塑心灵》于2001年首次出版，一经出版就成为NLP领域最重要的中文著作，也是NLP学习者的必读书籍之一。作者在第一版中较全面地介绍了NLP的历史、理论框架、基本概念等基础理论。时隔五年，本修订版在原有基础上增加了更多与时代同步发展的新观点与新案例，集中体现了靠提升人的主观能动性而改变整个人生的核心思想。因此，本书不仅可为NLP学习者阅读，更可为所有人在面对人生时提供启迪。正如作者本人所说：NLP终将超越理论与技巧，上升为一种心态。

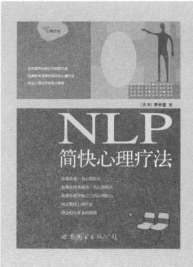

NLP简快心理疗法

作者：李中莹
书号：7-5062-6075-1/Z · 188
定价：28.00元
出版日期：2003年10月

"神经语言程序学"，简称NLP，是起源于美国的基于脑神经科学研究的先进理论，它使人类能更深入地了解自身。本书介绍了将NLP应用于心理治疗领域而形成的"NLP简快心理疗法"，该疗法目前在欧美及港台地区发展迅速。书中介绍了近60种治疗技术，具有很强的操作性，既可以引导心理咨询师实施治疗，也可以指导一般读者进行自助。

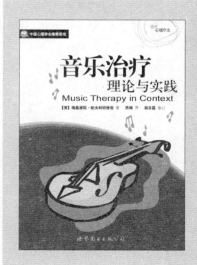

Music Therapy in Context
音乐治疗——理论与实践

作者：(英)梅塞德斯·帕夫利切维奇
书号：7-5062-7989-4/R · 117
定价：25.00元
出版日期：2006年5月

音乐治疗运用一切与音乐有关的活动形式作为治疗手段，如听、唱、器乐演奏、舞蹈、美术等，而不只是听音乐。
本书针对当前音乐治疗领域中有关意义的各种争论，广泛借鉴音乐、发展心理学、音乐治疗、心理治疗和音乐理论的最新文献，对音乐治疗理论作出了重要贡献。

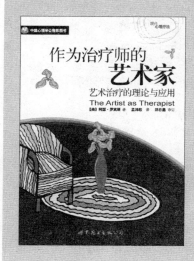

The Artist as Therapist

作为治疗师的艺术家
——艺术治疗的理论与应用

作者：（美）阿瑟·罗宾斯
书号：7-5062-7992-4/R · 120
定价：25.00元
出版日期：2006年4月

在这部经典著作中，阿瑟·罗宾斯探索了艺术治疗师如何将美学和心理动力学整合到治疗过程中。他认为，心理学现象都有相对应的美学部分，将这些元素整合在一起就会推动治疗进程。治疗师内心的艺术家对病人使用的色彩、空间、形和能量适时地做出回应；治疗师运用其艺术家的反应来确定每幅作品的心理动力学含义。罗宾斯提出，美学形式的复杂性说明了发展性问题有多种解决方案，而发展性问题不可避免地和自我分化（self-differentiation）的要求有关。他还强调治疗师的个人内在体验对于心理发展理论的重要性。

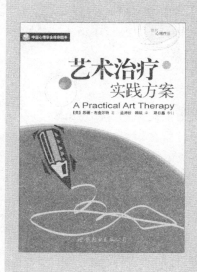

A Practical Art Therapy

艺术治疗实践方案

作者：（英）苏珊·布查尔特
书号：7-5062-7990-8/R · 118
定价：25.00元
出版日期：2006年1月

艺术治疗主要是通过绘画、雕塑等艺术手段为来访者进行治疗。本书作者用日常物品设计出多种治疗方案，并列出了详细的所需物品清单、程序和目标，菜单式的编排风格具有易学好用的特点，语言通俗易懂，适用于艺术治疗的初学者、临床艺术治疗师、心理咨询师和社工人员。

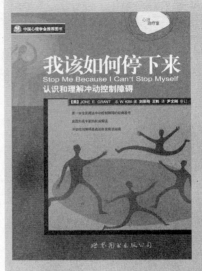

Stop Me, Because I Can't Stop Myself
我该如何停下来
——认识和理解冲动控制障碍

作者：　（美）Jone E. Grant　S. W. Kim

书号：7-5062-7441-8/Z·216

定价：25.00元

出版日期：2005年10月

这是一本关于"冲动控制障碍"的专著。全书从案例入手，介绍了冲动控制障碍的概念，什么人患有冲动控制障碍，患者的年龄和性别特征，其表现形式和对人的生活和工作的影响，进而讨论冲动控制障碍的发生机理，药物和心理治疗的方法，以及家庭、朋友如何帮助这类患者，最后还介绍了应该到哪里去求治以及专门性机构。

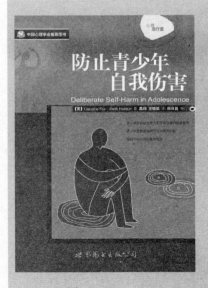

Deliberate Self-Harm in Adolescence
防止青少年自我伤害

作者：　（英）Claudine Fox　Keith Hawton

书号：7-5062-7991-6/R·119

定价：19.80元

出版日期：2006年1月

本书以丰富的研究数据，透彻的分析，为关心这一现象的人们提供了富有实践意义的指导。作者是这一研究领域的专家，他们通过实验表明自杀是可以预防的，并且精神病障碍和童年期的行为问题，以及青少年期和成年期的自我伤害有着紧密的联系。本书对于试图帮助自我伤害和自杀青少年的社工人员、精神病医生、心理健康专家、教师和家长而言，是一本非常重要的读物。

世界图书出版公司
心理学咨询与治疗系列

《心理学改变生活》
作者：卡伦·达菲　　　　　　　　定价：45.00元　　出版时间：2006.07

《"他们在跟踪我"——变态心理学案例故事》
作者：格兹费尔德　　　　　　　　定价：36.00元　　出版时间：2006.05

《成为有影响力的治疗师》
作者：Len Sperry, Jon Carlson, Diane Kjos　　定价：35.00元　　出版时间：2006.05

《作为治疗师的艺术家——艺术治疗的理论与应用》
作者：阿瑟·罗宾斯　　　　　　　定价：25.00元　　出版时间：2006.05

《音乐治疗——理论与实践》
作者：梅塞德斯·帕夫利切维奇　　定价：25.00元　　出版时间：2006.05

《艺术治疗实践方案》
作者：苏珊·布查尔特　　　　　　定价：25.00元　　出版时间：2006.01

《重塑心灵》
作者：李中莹　　　　　　　　　　定价：36.00元　　出版时间：2006.04

《NLP简快心理疗法》
作者：李中莹　　　　　　　　　　定价：28.00元　　出版时间：2003.10（重印）

《谁在我家——海灵格家庭系统排列》
作者：伯特·海灵格　　　　　　　定价：35.00元　　出版时间：2003.10（重印）

《爱的序位——家庭系统排列个案集》
作者：伯特·海灵格　　　　　　　定价：38.00元　　出版时间：2005.10

《我该如何停下来——认识和理解冲动控制障碍》
作者：Jone E. Grant, S. W. Kim　　定价：25.00元　　出版时间：2005.10

《防止青少年自我伤害》
作者：Claudine Fox, Keith Hawton　　定价：19.80元　　出版时间：2006.01

《爱上双人舞》
作者：李中莹　　　　　　　　　　定价：18.00元　　出版时间：2005.01（重印）

《平凡女人，不平凡的生活》
作者：乔伊·韦斯顿　　　　　　　定价：18.60元　　出版时间：2005.01

《大脑潜能》
作者：尹文刚　　　　　　　　　　定价：22.00元　　出版时间：2005.01（重印）

《好脑子，坏成绩》
作者：迈克尔·惠特利　　　　　　定价：22.00元　　出版时间：2005.10

世界图书出版公司
心理学英文原版影印及翻译教材系列

《西尔格德心理学》第14版（Atkinson & Hilgard's Introduction to Psychology, 14/e）
作者：Edward E. Smith, Susan Nolen-Hoeksema, Barbara L. Fredrickson,
Geoffrey R.Loftus　　　　　　　　　　定价：78.00元　　　出版时间：2006.05

《心理统计》第4版（Statistics for Psychology, 4/e）
作者：Arthur Aron　Elaine N. Aron　Elliot Coups　定价：75.00元　　出版时间：2006.05

《心理学专业SPSS 13.0步步通》第6版（SPSS for Windows Step-by-Step, 6/e）
作者：Darren George　Paul Mallery　　　定价：42.00元　　　出版时间：2006.05

《变态心理学与心理治疗》第3版（Abnormal Psychology, 3/e）
作者：Susan Nolen-Hoeksema　　　　　　定价：88.00元　　　出版时间：2005.10

《教育心理学》第3版（Educational Psychology, 3/e）
作者：John Santrock　　　　　　　　　　定价：68.00元　　　出版时间：2005.10

《语言的发展》第6版（The Development of Language, 6/e）
作者：Jean Berko Gleason　　　　　　　　定价：68.00元　　　出版时间：2005.10

《性别心理学》第2版（Psychology of Gender, 2/e）
作者：Vicki S. Helgeson　　　　　　　　　定价：78.00元　　　出版时间：2005.10

《变态心理学与心理治疗》第3版　中文版
作者：Susan Nolen-Hoeksema　　　　　　定价：88.00元　　　出版时间：2006.08

《教育心理学》第3版　中文版
作者：John Santrock　　　　　　　　　　定价：68.00元　　　出版时间：2006.08

Reader's Suggestion

<u>读者意见卡</u>

为了使我们能够向您提供更优质的服务，烦请您填写下表后寄回本公司。同时，您将可以定期收到所感兴趣的新书书讯。

- -

您购买的书是：《萨提亚治疗实录》

您购买本书的方式是：□书店　□网上　□报刊亭　□商场　□其他 ＿＿＿＿＿

您从哪里获得本书信息：□朋友推荐　□报刊广告　□网上　□书店　□其他 ＿＿＿＿＿

- -

您看过本书后，认为：

1、本书选题新颖程度：　□新颖　□一般　□不够新颖

2、本书译著者编译水平：　□好　□一般　□不好（原因是：　　　　　　）

3、本书封面及装帧设计：　□好　□一般　□不好（原因是：　　　　　　）

4、本书用纸及印刷质量：　□好　□一般　□不好（原因是：　　　　　　）

- -

您感兴趣的图书类别有：

您是否希望收到我公司的定期书讯：　□是　□否

您的建议：

- -

您的姓名：　　　　年龄：　　　　职业：　　　　学历：

通讯地址及电话：

E—mail地址：

请寄往：北京朝内大街137号世界图书出版公司编辑部　邮编100010

世界图书出版公司